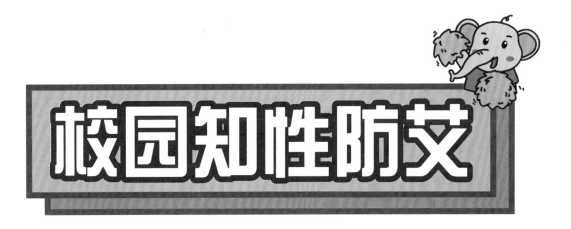

校园知性防艾同伴教育实践手册

Practical Guide For Peer Sexual Education and
HIV Prevention in School

主　审　林　鹏　陈健生
主　编　李　艳　杨　放　许　颖　王静娴　徐慧芳　王　悦
副主编　付笑冰　黎健荣　张海涛　何子妍

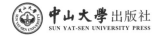
中山大学出版社
SUN YAT-SEN UNIVERSITY PRESS

· 广州 ·

图书在版编目(CIP)数据

校园知性防艾同伴教育实践手册/李艳等主编；付笑冰等副主编 . — 广州：中山大学出版社，2024.5

ISBN 978-7-306-08051-6

Ⅰ.①校… Ⅱ.①李… ②付… Ⅲ.① 获得性免疫缺陷综合征—预防(卫生)—手册 Ⅳ.① R512.910.1-62

中国国家版本馆 CIP 数据核字 (2024) 第 024722 号

XIAOYUAN ZHIXING FANG'AI TONGBAN JIAOYU SHIJIAN SHOUCE

出版人：王天琪
策划编辑：李　文　刘　丽
责任编辑：刘　丽
封面设计：曾　婷　林玉芳
装帧设计：曾　婷
责任校对：袁双艳
责任技编：缪永文
出版发行：中山大学出版社
电　　话：编辑部 020-84110776，84113349，84111997，84110779，84110283
　　　　　发行部 020-84111998，84111981，84111160
地　　址：广州市新港西路135号
邮　　编：510275　　传　　真：020-84036565
网　　址：http://www.zsup.com.cn　E-mail:zdcbs@mail.sysu.edu.cn
印　刷　者：广州市友盛彩印有限公司
规　　格：787mm×1092mm　　1/16　　14.5印张　　399千字
版次印次：2024年5月第1版　　2024年5月第1次印刷
定　　价：68.00元

编 委 会

主　审　林　鹏　陈健生

主　编　李　艳　杨　放　许　颖　王静娴　徐慧芳　王　悦

副主编　付笑冰　黎健荣　张海涛　何子妍

编　委（按姓氏笔画排序）

王　悦　王雅涛　王静娴　付笑冰　冯叶芳　朱栒仪

庄文萱　许　颖　许　璐　李　杰　李　艳　杨　放

肖亮恒　何子妍　何　丹　何　琪　张海涛　陈柳言

陈韵聪　尚　娟　罗漫妥　罗樱子　赵晓晗　姚芷潞

徐慧芳　翁桂闽　唐超雄　童　峰　谢仕兰　樊莉蕊

黎健荣

项目策划　广东省疾病预防控制中心　广东省性病艾滋病防治协会

广东省与人公益基金会

前言

　　人们尤其是青少年通常愿意听取年龄相仿、知识背景与兴趣爱好相近的同伴以及朋友的意见和建议。基于青少年的趋众倾向，对青少年开展艾滋病预防同伴教育，具有重要的现实意义。

　　近年来，广东省认真贯彻落实《教育部办公厅 国家卫生健康委办公厅关于切实加强新时代学校预防艾滋病教育工作的通知》《国家卫生健康委等 10 部委关于印发〈遏制艾滋病传播实施方案（2019—2022 年）〉的通知》等文件精神，大力推进学校开展同伴教育，并在全省高校招募志愿者组建省级同伴教育社团——广东省青少年性健康联盟（简称"粤青联"，又称"不尬青年"），组织志愿者聚焦与校园艾滋病预防教育密切相关的关键和难点问题，基于当代青年学生的心理行为特点，开发符合青年学生偏好的主题同伴教育课件、游戏，探索校园开展促进安全套使用和艾滋病 / 性病检测等安全行为活动的模式，并走进大、中、小学付诸于实践，取得了明显成效。

　　本手册邀请了各级疾控中心专家、高校老师精心指导学生志愿者对相关实践经验进行归纳和提炼，旨在更好地为各类学校组织开展同伴教育培训和开展同伴教育活动提供应用参考。读者如果需要第二章课件的电子版，可以关注微信公众号"不尬青年"，后台回复关键词"资源下载"获取。

　　对于本手册的遗漏和不足之处，欢迎提出宝贵意见。

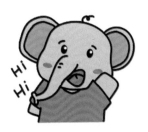

目　录

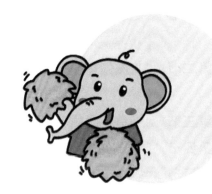

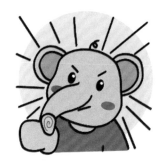

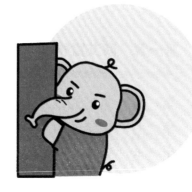

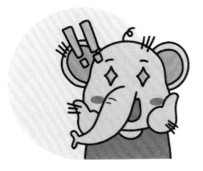

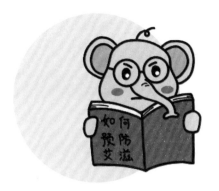

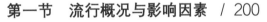

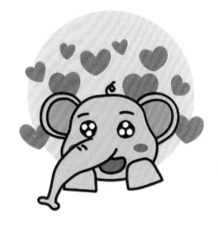

第一章

防艾宣传，有问必答

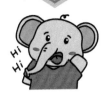

第一节 基础知识

一、什么是艾滋病？

艾滋病的医学全称是获得性免疫缺陷综合征（acquired immunodeficiency syndrome，AIDS），是由人类免疫缺陷病毒（又称艾滋病病毒，human immunodeficiency virus，HIV）引起的严重传染病。

二、艾滋病病毒是如何致病的？

HIV进入机体后，主要侵袭人体的免疫系统，包括CD4$^+$T淋巴细胞、单核巨噬细胞和树突状细胞等，主要表现为CD4$^+$T淋巴细胞数量进行性减少，导致人体细胞免疫功能下降，引发机会性感染和肿瘤，最终导致死亡。

三、艾滋病有哪些临床表现？

艾滋病是一种慢性进展性传染病，临床上可分为急性期、无症状期和艾滋病期3个阶段（图1-1-1）。

每个阶段持续的时间长短不一样，临床表现也不一样；同一个人在不同阶段的临床表现不一样，同一个阶段不同人的临床表现也不一样。

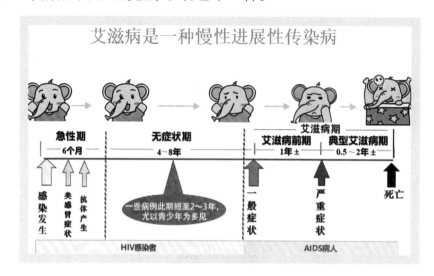

图 1-1-1　艾滋病的临床阶段

急性期指感染 HIV 后的 6 个月内，此期约有 70% 的感染者可能出现 HIV 病毒血症以及与免疫系统急性损伤相关的临床表现，即类感冒的症状，其中发热最为常见，还可伴有咽痛、盗汗、恶心、呕吐、腹泻、皮疹、关节疼痛、淋巴结肿大及神经系统症状等。急性期症状通常较轻微，一般持续 1 ～ 3 周后可自行缓解，容易被忽略。急性期血液中存在大量病毒，传染性较强。

无症状期为 4 ～ 8 年，绝大多数人不会出现临床症状，少数人可能出现淋巴结肿大等症状。在此期，病毒在 CD4$^+$T 淋巴细胞内隐匿地繁殖复制，CD4$^+$T 淋巴细胞持续受到破坏，细胞数量一般以每年每微升减少 50 ～ 100 个（正常人一般多于每微升 500 个）的速度下降。

艾滋病期是感染 HIV 后的最终阶段。此期病毒量明显升高，由于免疫系统受到病毒的严重破环，免疫系统功能全面崩溃，CD4$^+$T 淋巴细胞计数低于每微升 200 个，会出现 HIV 感染的相关症状、体征以及产生各种致命性、机会性感染和肿瘤，包括：①皮肤、黏膜感染；②单纯疱疹、带状疱疹、血疱、淤血斑等；③持续性发热；④肺炎、肺结核、咳嗽、呼吸困难、持续性腹泻、便血、肝脾肿大、并发恶性肿瘤等。进入艾滋病期，如果仍未进行抗病毒治疗，通常只能存活 1.5 ～ 3 年时间。

四、艾滋病有哪些传播途径？

艾滋病的传播途径有 3 种：性接触传播、血液传播及母婴传播。

（1）性接触传播。性接触传播包括无保护的肛交、阴道交、口交等性交方式。在这几种性交方式中，危险程度由高到低依次为：肛交的被插入方 > 肛交的插入方 > 阴道交的女方＞阴道交的男方＞口交的被插入方＞口交的插入方。研究发现：发生一次没有保护的性交（即未使用安全套的性交），在异性性行为中，男性传染给女性的概率是0.05%～0.15%，女性传染给男性的概率是0.03%～0.09%。而在男男同性性行为中，传播 HIV 的概率可达 1% 左右。与确诊的 HIV 感染者发生无保护阴道交时，若男方健康，则单次被感染的概率是 0.04%；若女方健康，则单次被感染的概率是 0.08%。发生无保护肛交时，若插入方是健康的，则单次被感染的概率是 0.11%；若被插入方是健康的，则单次被感染的概率是 1.38%。发生无保护口交时，若插入方是健康的，则单次被感染的概率是 0.01%；若被插入方是健康的，则单次被感染的概率是 0.02%。

（2）血液传播。血液传播包括输入被 HIV 污染的血液或血制品，接受 HIV 感染者的器官，与 HIV 感染者共用注射用具（如静脉吸毒者共用注射针具和容器），以及使用未经消毒的器械文身、穿耳等。共用注射器吸毒单次暴露的感染概率为 0.63%，而输入被 HIV 污染的血液或血制品单次暴露的感染概率大于 90%。

（3）母婴传播。感染 HIV 的母亲，可能在妊娠期间，经胎盘把 HIV 传给胎儿而致其感染；也可能在分娩过程中，婴儿因接触母亲的血液或阴道分泌物而被感染；婴儿还可能因母乳喂养而被感染。在没有进行母婴阻断的情况下，婴儿感染的概率约为 30%。

需要注意的是，以上数值仅针对群体而言，并不能代表某一个人的某一次行为的感染概率。对于个体而言，某一次行为的感染概率只有 0% 和 100% 这 2 种可能。

五、HIV 存在于感染者的哪些体液中？

HIV 存在于 HIV 感染者的血液、组织液、淋巴液、精液、阴道分泌物、乳汁等体液中。其中，血液、精液、阴道分泌物、乳汁和伤口渗出液中病毒含量较高，属于高危体液，具有很强的传染性；而唾液、泪液、尿液和汗液中 HIV 的含量极低，属于低危体液，几乎不会造成传播。

六、HIV 传播要满足哪些条件？

造成 HIV 传播必须同时具备 3 个条件，缺一不可，具体如下。

（1）数量。所接触的体液中要含有艾滋病病毒，并且病毒数量要足够多。血液、精液、阴道分泌物、乳汁和伤口渗出液中病毒含量较高，被视为高危体液。

（2）质量。所接触的体液中含有的病毒质量一定要好，即具有活性。

（3）体液交换。接触者的皮肤有破损或者有黏膜暴露。

七、HIV 对哪些消毒方法敏感？

HIV 对外界环境的抵抗力较弱，对热敏感，但对紫外线不敏感，较耐碱、不耐酸。HIV 在 56 ℃的条件下 30 分钟就会失去活性，且离开人体不易存活。有研究显示，常温下，HIV 即使在体外的血液中也只能存活数小时，具体存活时间视血液中病毒量的多少而不同。

HIV 的消毒方法主要有 3 类，即高温法、化学法和焚烧法。其中，高温法又分为高压灭菌法和煮沸法。高压灭菌法因需要专用的高压密闭容器且需要在专业指导下操作，不适用于家庭操作。

（1）煮沸法。使用沸水灭活病毒，视污染程度，100 ℃作用 10 ～ 30 分钟可灭活污染物中的 HIV。一般小件的物品用蒸馏水煮沸 20 分钟，可杀灭 HIV，多用于消毒食具。

（2）化学法。通过使用消毒剂擦拭、浸泡、熏蒸等方法破坏 HIV，几乎所有常用的消毒剂都可以破坏 HIV，其中效果较好的是新配制的含 1% 有效氯成分的消毒剂（如漂白粉）、2% 戊二醛、过氧化氢、卤化肥皂以及酸性、碱性溶液等。常用的化学消毒剂有次氯酸钠、2% 戊二醛、5% 甲醛、75% 乙醇以及 3% 过氧化氢溶液等，部分可前往药店购买备用。

（3）焚烧法。对于废弃又能焚烧的物品可用此法处理。

八、日常生活接触会传播 HIV 吗？

不会。研究发现，艾滋病病毒离开人体后，对外界环境的抵抗力较弱。接触马桶圈、电话机、餐饮具、卧具、游泳池等不会传播，被蚊虫叮咬、咳嗽和打喷嚏不会传播，握手、拥抱和礼节性亲吻、共同进餐以及共用厕所和浴室、学习用品、办公用品、办公场所、公共交通工具等也不会传播。虽然日常生活接触不会传播 HIV，但共用牙刷、共用剃刀等行为应注意避免发生。

九、HIV 会经过蚊虫叮咬传播吗？

蚊虫叮咬会传播疟疾、流行性乙型脑炎、登革热等疾病，但不会传播艾滋病。大量的研究表明，HIV 不会经蚊虫叮咬传播，其原因为：①HIV 在蚊虫体内不能复制；②蚊虫在叮咬时吐出的只是唾液，以便更好地吸血；③蚊虫吸血后通常不会马上再去叮咬下一个个体，而是要用很长的一段时间来消化吸入体内的血液；④即使蚊口沾有病毒，其量也不足以造成感染；⑤尚未发现因蚊虫叮咬而感染 HIV 的个案。

十、接吻会感染 HIV 吗？

社交型的浅接吻绝对不会感染 HIV。浪漫的、双方的唇舌绞在一起的深接吻（或称法式接吻），也只是在理论上存在感染的可能性，这种可能性只有当双方都有牙龈出血或口腔溃疡时才存在。

十一、在游泳池游泳有感染 HIV 的危险吗？

在游泳池游泳不可能感染 HIV。因为游泳池的水中通常含有消毒剂，能杀死 HIV。即使游泳池水中含有 HIV，其单位体积中所含的 HIV 浓度也极低，不足以引起感染。

十二、与 HIV 感染者和艾滋病病人共同进餐会感染 HIV 吗？

不会。因为 HIV 不能通过消化道进入人的血液循环系统。即使摄入了被 HIV 污染的食物，胃肠道里的酸性消化液也能很快杀死病毒。

十三、有伤口会感染 HIV 吗？

并非所有的伤口都会感染 HIV。人体的皮肤分为 3 层：表皮层、真皮层和皮下组织。表皮层损伤通常见于一些不流血伤口，也包括陈旧结痂，感染 HIV 的可能性基本为零。真皮层损伤一般是指毛细血管破损出血导致的伤口，如擦伤、口腔黏膜破损等，当接触一定量的高危体液后，存在一定的感染风险。皮下组织损伤可见明显出血，若正在流血的开放性伤口（如痔疮出血、肛裂出血等）接触一定量的高危体液后，有感染风险。

十四、为何男男同性性行为更易感染艾滋病？

因为男男同性性行为多以肛交方式进行，肛交时极易损伤薄且脆弱的肛门直肠黏膜表面，形成创面，射精时精液中的 HIV 通过直肠细微创面可直接进入血液循环系统。同时，直肠内的碱性环境更适宜于病毒的生存与繁殖；直肠内很少有抗体分泌；直肠黏膜上的一些细胞具有 HIV 受体，易被感染。此外，若与多个性伴有频繁的性接触，会增加 HIV 传播和感染的风险。

十五、为何性病会增加艾滋病感染风险？

从行为学角度来看，性病患者多存在性伴较多、经常更换性伴、嫖娼、卖淫等情况。

从生物学层面来说，性病和艾滋病二者会相互影响。性病病原体侵犯机体时，常引起炎症反应，导致淋巴细胞增多。而淋巴细胞是 HIV 的靶细胞，故淋巴细胞增多增加了 HIV 侵袭机体的风险。一些溃疡性性病（如疱疹、梅毒）和非溃疡性性病（如淋病、生殖道衣原体感染）的存在，不仅会增加 HIV 的传染性，还会增加个体对 HIV 的易感性。同时，性病患者因机体免疫系统被破坏，会加快和加剧艾滋病的发病。

性病作为 HIV 传播的一个协同因素，已被许多流行病学、生物学及人群中的干预性研究加以证实。正是由于患性病会增加感染 HIV 的风险，且促使 HIV 的传播，所以世界卫生组织（World Health Organization, WHO）将防治性病作为预防和控制艾滋病的一项重要策略。

十六、为何吸食新型毒品会增加感染艾滋病的风险？

目前，最普遍的新型毒品（如冰毒）、rush 等都是导致中枢神经兴奋的精神活性物质，使用后会有兴奋感、性冲动、精神恍惚以及身体对疼痛的敏感性降低等表现。吸食新型毒品、rush 后，容易发生多次、轮换性交和群交等性行为方式，且缺乏使用安全套的自我保护意识。有研究显示，80.3% 吸食过新型毒品的人承认，新型毒品会对性产生强烈的刺激作用，吸食后容易产生性冲动和发泄的欲望，大大增加了感染和传播艾滋病的风险。

十七、艾滋病可以治愈吗？

目前，艾滋病可以治疗，但尚不能治愈。艾滋病不能治愈，主要是因为病毒进入人体与淋巴细胞整合后，部分细胞成了病毒的储存库，导致艾滋病病毒无法被彻底清除。

感染了 HIV 后，只要及早发现，及早接受高效抗逆转录病毒治疗（俗称"鸡尾酒疗法"，是由作用于病毒不同复制阶段的药物组合在一起进行治疗的方法），并坚持治疗，感染者完全可以拥有与普通人基本无异的生存时间和生存质量。

目前，我国实施免费艾滋病抗病毒治疗政策，对于所有的艾滋病病毒感染者和艾滋病病人，均实行"发现即治疗"。

十八、艾滋病患者尽早接受抗病毒治疗有什么好处？

"鸡尾酒疗法"自 1996 年被使用以来，大幅度降低了艾滋病病人的死亡率。一旦感染艾滋病病毒，感染者体内的病毒即开始复制，会损害全身多个器官。已有的抗病毒药物和治疗方法，虽不能治愈艾滋病，但接受规范的抗病毒治疗可有效抑制病毒复制，降低病毒传播风险，延缓发病，延长生存时间，提高生存质量。有研究证实，越早开始治疗，越有可能获得最佳的治疗效果。国际篮球巨星"魔术师"约翰逊就是很好的例子。

1991 年，在一次球队的例行体检中，"魔术师"约翰逊被检查出感染了艾滋病病毒，而在那之前，他没有任何症状，这是因为他体内的病毒处于潜伏状态，没有对他的身体造成伤害，他只是病毒的携带者，还不是艾滋病病人。知道自己感染了艾滋病病毒后，约翰逊没有消极懈怠，而是积极配合，接受抗病毒治疗。"鸡尾酒疗法"使他重获新生，6年之后，他体内的艾滋病病毒量下降至检测不出。从约翰逊感染艾滋病至今，已超过30年，康复后他的身体和健康人并无两样，他还和乔丹、姚明等多位篮球巨星一起拍摄了公益宣传片，宣传正确认识和预防艾滋病。

十九、去哪里可以接受抗病毒治疗？

为了帮助艾滋病病毒感染者及时进行就医咨询，广东省疾病预防控制中心会定期更新全省各地抗病毒治疗机构的信息。可登录广东省疾病预防控制中心官网，点击"广东省艾滋病有关服务信息"栏，选择"广东省艾滋病定点收治医院信息"查询。也可通过微信公众号"广东疾控"，点击"疾控服务"栏，选择"省艾滋病咨询机构"查询。

二十、什么是"四免一关怀"政策？

"四免一关怀"是我国艾滋病防治工作的一项重要策略。我国《艾滋病防治条例》提出，县级以上人民政府应当采取艾滋病防治关怀、救助措施。

"四免"具体包括：①向农村艾滋病病人和城镇经济困难的艾滋病病人免费提供抗艾滋病病毒的治疗药品；②对农村和城镇经济困难的艾滋病病毒感染者、艾滋病病人适当减免抗机会性感染治疗药品的费用；③向接受艾滋病咨询、检测的人员免费提供咨询和初筛检测；④向感染艾滋病病毒的孕产妇免费提供预防艾滋病母婴传播的治疗和咨询。

"一关怀"具体包括：①对于生活困难的艾滋病病人遗留的孤儿和感染艾滋病病毒的未成年人，接受义务教育的应当免收杂费、书本费，接受学前教育和高中阶段教育的应当减免学费等相关费用；②对生活困难并符合社会救助条件的艾滋病病毒感染者、艾滋病病人及其家属应给予生活救助；③有关部门应当创造条件，扶助有劳动能力的艾滋病病毒感染者和艾滋病病人，从事其力所能及的生产和工作。

二十一、艾滋病病毒感染者、艾滋病病人有哪些权利？

《艾滋病防治条例》（2019年修订）明确规定了艾滋病病毒感染者、艾滋病病人具有以下权利。

（1）任何单位和个人不得歧视艾滋病病毒感染者、艾滋病病人及其家属。艾滋病病毒感染者、艾滋病病人及其家属享有的婚姻、就业、就医、入学等合法权益受法律保护。

（2）未经本人或者其监护人同意，任何单位或者个人不得公开艾滋病病毒感染者、艾滋病病人及其家属的姓名、住址、工作单位、肖像、病史资料以及其他可能推断出其具体身份的信息。

（3）医疗机构不得因就诊的病人是艾滋病病毒感染者或者艾滋病病人，而推诿或者拒绝对其其他疾病进行治疗。

二十二、艾滋病病毒感染者、艾滋病病人有哪些义务和法律责任？

《艾滋病防治条例》（2019年修订）明确规定了艾滋病病毒感染者、艾滋病病人具有以下义务。

（1）接受疾病预防控制机构或者出入境检验检疫机构的流行病学调查和指导。

（2）将感染或者发病的事实及时告知与其有性关系者。

（3）就医时，将感染或者发病的事实如实告知接诊医生。

（4）采取必要的防护措施，防止感染他人。

艾滋病病毒感染者、艾滋病病人应承担的法律责任：不得以任何方式故意传播艾滋病，故意传播艾滋病的，应依法承担民事赔偿责任；构成犯罪的，应依法追究刑事责任。

第二节 预防知识

一、艾滋病有疫苗预防吗？

HIV可能是目前为止最狡猾的病毒之一。科学家研究发现，HIV在人体内不断复制形成子代病毒，其抗原性也不断变异，导致很难研发出有效的疫苗。到目前为止，全世界仍无有效预防HIV感染的疫苗问世。

艾滋病是一种与行为密切相关的传染病，目前预防艾滋病主要通过健康教育和行为干预来实现。因此，宣传教育和行为干预被认为是现阶段最有效的"疫苗"。

二、预防艾滋病"ABC"原则的含义是什么？

性行为是人类的基本行为之一，让人们得以繁衍后代、延续血脉，还会带来愉悦和快乐。但如果性行为不当，也会给人们带来烦恼和伤害，艾滋病就是其中之一。性传播是目前全球艾滋病感染的主要途径。基于此，WHO提出了预防艾滋病"ABC"原则。

（1）"A"是英文abstinence（禁欲）的第一个字母。只要人们能克制性欲望，不发生性行为，感染艾滋病的风险就会大大降低。

（2）"B"是英文be faithful（忠诚）的第一个字母。对难以禁欲的人来说，夫妻双方或者性伙伴双方要做到互相忠诚，不与除对方之外的人发生性行为。

（3）"C"是英文 condom（安全套）的第一个字母。正确使用安全套可以大大降低感染艾滋病的风险。

在"ABC"原则里，存在一个递进选择关系。首先，强调要学会控制性冲动，避免发生性行为。其次，如果发生性行为，要保持专一，避免与多人发生性行为。与多个性伴侣发生性行为是感染艾滋病的高风险行为，性伴侣越多，其中存在 HIV 感染者的风险就越大。最后，如果个人做不到"A"和"B"，就应该采取"C"，即发生性行为时要每次、全程正确使用质量可靠的安全套。

三、预防艾滋病"1A2B3C4D"原则的含义是什么？

预防艾滋病的"ABC"原则通俗易懂，在倡导个人预防艾滋病传播方面发挥了十分重要的作用。随着政策环境变化、科学技术进步等多种因素的影响，预防艾滋病有了更多的方式和选择，预防艾滋病的原则也从内涵到外延得到了进一步发展和完善。目前，我国专家提出了"1A2B3C4D"原则，作为预防艾滋病的新原则。

1.1A——abstinence

abstinence（禁欲）：具体含义由不发生性行为调整为未成年人不要发生性行为，青少年要尽可能推迟第一次发生性行为的时间。

2.2B——be faithful，be responsible

（1）be faithful（忠诚）：指夫妻双方或者性伴双方要互相忠诚，不与除对方外的第三者发生性行为，并坚决抵制卖淫嫖娼、聚众淫乱活动。

（2）be responsible（负责任）：指对发生的性行为能够负责，既要考虑双方的感受，又要考虑对周围的影响，确保发生的性行为对身体和心理、现在和未来、他人和社会都不会造成伤害。

3.3C——concept，condom，consulting and testing

（1）concept（观念）：指要树立自己是自身健康第一责任人的观念，认识到艾滋病目前不可治愈、无疫苗预防；每一个人、每一个家庭都可能受到艾滋病的威胁，要对自己的健康负责；要主动学习并掌握预防艾滋病的知识、拒绝易感染艾滋病的危险行为，做好自身防护。

（2）condom（安全套）：指如果没有生育需求，发生性行为时要使用质量可靠的安全套。如果非夫妻双方，或与固定性伴外的第三方发生性行为，要坚持每次都全程正确使用质量可靠的安全套，确保性行为安全。

（3）consulting and testing（咨询和检测）：指发生易感染危险行为后，要主动到疾病控制机构、医院进行咨询，对发生的行为进行评估，并主动要求进行艾滋病检测或开展自我检测。

4.4D——disease treatment，drug post-exposure prophylaxis，drug pre-exposure prophylaxis，drug antiretroviral therapy

（1）disease treatment（治疗性病等疾病）：指如果患有性病或其他生殖器损伤溃疡类疾病，要及时去正规医疗机构诊治，患性病会增加感染艾滋病病毒的风险。

（2）drug post-exposure prophylaxis（暴露后药物预防）：指尚未感染 HIV 的人在发生有可能感染 HIV 的危险行为后，要在医生的指导下，于 72 小时内尽早使用阻断药，遵医嘱服药。

（3）drug pre-exposure prophylaxis（暴露前药物预防）：指尚未感染 HIV 的人在发生易感染艾滋病病毒的行为之前，要遵从医嘱服用特定的抗病毒药物，预防艾滋病感染。

（4）drug antiretroviral therapy（抗病毒药物治疗）：指感染 HIV 后应及早接受抗病毒治疗，根据医嘱坚持服用抗病毒治疗药物，可以提高生活质量，减少艾滋病二代传播。我国目前提供免费的艾滋病抗病毒治疗药物，实施一发现即治疗的防治策略。

四、如何预防经性途径感染艾滋病？

WHO 推荐的预防艾滋病"ABC"原则是首选预防策略。首先，最有效的是禁欲；其次，要保持一个固定的性伴；最后，若前两者均做不到，则每次发生性行为时要全程正确使用质量可靠的安全套。

五、如何预防艾滋病经母婴传播？

每个人都有追求生育的权利，HIV 感染者也不例外。随着预防母婴传播技术的进步，感染 HIV 的孕妇也可以生出健康的宝宝。感染 HIV 的孕妇在妊娠期间（经胎盘）、分娩过程中及产后哺乳期间均有可能将 HIV 传染给婴儿。对这 3 个阶段进行干预，可以很大程度上降低 HIV 母婴传播发生的概率，使感染 HIV 的孕妇生出健康的宝宝。因此，预防艾滋病经母婴传播的三部曲包括孕期、分娩时和产后干预服务。

（1）第一部曲：孕期干预服务，包括检测和抗病毒药物的应用。首先是检测。HIV 感染存在无症状潜伏期，由于没有特异性症状，有些孕妇可能感染了 HIV 自己却不知道。孕妇怀孕后，应在孕早期进行产前检查，并在接受初次孕产期保健服务时就进行 HIV 检测，明确自己是否处于感染状态。感染 HIV 的孕妇及早进行诊断对于预防母婴传播至关重要，大多数感染 HIV 的婴幼儿是因为母亲没有发现自己处于感染状态导致未能及时采取相应的干预措施而造成感染的。其次是抗病毒药物的应用。孕妇一旦发现感染了 HIV，应听从医嘱、及早用药、按时服药，这是预防母婴传播成功的关键。对于感染了 HIV 的孕妇，相关医疗机构会提供免费的抗病毒药物，按照专业医生提供的建议，选择合适的用药方案，可及时进行抗病毒治疗。同时，相关医疗机构还会提供安全性行为指导、感染症状和体征监测、营养支持、心理支持、性伴告知与检测等服务。

（2）第二部曲：分娩时干预服务，包括安全助产和新生儿保护。首先是安全助产。根据专业医生的建议，感染 HIV 的孕妇要确定分娩机构并选择合适的分娩方式，及时到助产机构待产。感染 HIV 不是剖宫产的指征。若孕晚期病毒载量过高，可以选择择期剖宫产，以降低新生儿的感染风险。分娩时，医生会尽量避免会阴侧切、人工破膜、使用胎头吸引器或产钳、宫内胎儿头皮监测等可能增加母婴传播风险的损伤性操作，以保护胎儿。其次是新生儿保护。新生儿出生后，医生会及时用流动的温水对其进行清洗，如用洗耳球清理鼻腔及口腔黏膜，缩短新生儿接触母亲血液、羊水及分泌物的时间，同时避免损伤新生儿的皮肤和黏膜，以保护新生儿，最大程度降低新生儿感染的风险。

（3）第三部曲：产后干预服务，包括婴儿预防用药、婴儿喂养咨询与指导以及婴儿艾滋病感染状况检测与随访。首先是婴儿预防用药。婴儿出生后，妇幼保健机构会提供免费的抗病毒药物，应按照专业医生的建议，选择合适的药物，尽早（6～12 小时内）给婴儿服用抗病毒药物，进行 HIV 感染预防。其次是婴儿喂养咨询与指导。医务人员应当对感染艾滋病的孕产妇及其家人关于婴儿喂养的知识和技能、可接受性、可负担性、可持续性、获得专业指导的可及性等条件进行综合评估，并给予科学的喂养指导，保障婴儿健康饮食和营养充足。对于选择人工喂养的，指导其正确冲配奶粉和清洁消毒器具。对于选择母乳喂养的，要做好咨询指导，强调喂养期间母亲应当坚持服用抗病毒药物，指导其正确进行母乳喂养和乳房护理。最后是婴儿艾滋病感染状况检测与随访。根据《预防艾滋病、梅毒和乙肝母婴传播工作规范（2020 年版）》的要求，在婴儿出生后 48 小时内、6 周和 3 个月时，分别采集其血标本，进行婴儿艾滋病感染早期诊断检测（核酸检测）。若 2 次核酸检测结果均为阳性，可诊断为艾滋病病毒感染。早期诊断检测结果为阴性或未进行早期诊断检测的婴儿，应于 12 月龄时进行 HIV 抗体筛查，若筛查结果为阴性，排除艾滋病感染；若筛查结果为阳性，应随访至满 18 月龄，并再次进行 HIV 抗体检测，若抗体检测结果仍为阳性，应及时进行补充实验，明确艾滋病感染状态。感染艾滋病的孕产妇所生婴儿都应纳入高危儿管理，在婴儿满 1 月龄、3 月龄、6 月龄、9（8）月龄、12 月龄和 18 月龄时，分别进行随访与体格检查。发现感染艾滋病病毒的婴儿要进行传染病报告，并尽快进行转介和治疗。

六、如何预防艾滋病经血液传播？

首先，要采取预防经输血传播的措施，包括减少不必要的输血、提倡自体输血以及使用来源正规的血液等，以降低感染 HIV 的风险。对于必须输血的情况，要对受血者和供血者进行 HIV 抗体检测，同时要向病人讲清楚"窗口期"的概念以及感染的可能性和后果，并说明可能发生的后果的责任承担者。

其次，要慎重帮助别人处理伤口。在处理伤口时，均应将暴露源视为可能的传染源，树立危险意识，做好防护措施。不管处理何种伤口，发现伤口均应立即消毒包扎，且处理时都应戴上一次性手套或其他防护用具，不要徒手接触别人的血液或伤口。

再次，要预防静脉注射吸毒。对静脉注射吸毒的预防，建议采用减少危害四步法，具体步骤如下：①教育公众远离毒品，帮助吸毒者戒毒；②教育吸毒者改变静脉吸毒行为，如提供美沙酮维持治疗；③教育静脉吸毒者不与他人共用针具，如提供清洁针具交换；④教育共用针具静脉吸毒的成瘾者，在使用针具前要用漂白水和清水将其冲洗干净。

最后，要不与他人共用牙刷、剃须刀，不使用未经严格消毒的器械进行文身、穿耳等。

七、安全套能预防艾滋病及其他性病吗？

正确使用质量可靠的安全套能极大地降低通过性交感染艾滋病及其他性病（如梅毒、尖锐湿疣、淋病等）的风险。研究证实，HIV 不能穿过乳胶安全套（市场上出售的一般都是乳胶安全套）。

八、使用安全套有哪些好处？

使用安全套能有效隔绝男方阴茎与性伴皮肤、黏膜的直接接触，不但可以避孕，还能预防艾滋病及其他性病感染。除个别人对乳胶有过敏反应外，大多数人使用安全套没有任何副作用。在性交的过程中使用安全套会感觉不方便，但从预防艾滋病及其他性病的角度来看，以及与担心感染艾滋病及其他性病的心理负担比起来，这点不方便是微不足道的。使用安全套是既能预防艾滋病等经性行为传播疾病又能避孕的最经济、最有效的方法。安全套的免费领取点可通过搜索关注"广东免费药具"公众号获取。

九、正确使用男用安全套的步骤有哪些？

正确使用男用安全套的步骤可归纳为如图 1-2-1 所示的九步法。

（1）讲卫生，先洗手。安全套作为一个性交中双方隐私部位都会接触到的用品，使用前应将双手清洗干净。

（2）仔细看，有效期。拿到独立包装的安全套后，先观察外包装有无破损、有无过期。

（3）撕包装，不划破。检查过后，先将安全套轻轻地挤到一边，再用手把外包装撕开，最后挤出安全套。

（4）拿出套，认正反。拿到安全套以后，要观察正反面。正反面区分方法为：手持安全套卷边，卷口朝外的即是外侧，卷边朝外的可直接撸下来。

（5）捏小囊，排空气。用拇指和食指捏住安全套的前端，将空气排出。

（6）顶端入，到根部。双手配合，右手将前端捏住，盖在阴茎顶上，左手圈住安全套的卷口，将其均匀地往下展开，确保能将阴茎完全包住。若戴上后感觉较为紧致，则佩戴正确；若感觉较为松弛，则佩戴错误。

（7）射精后，软前出。阴茎完成射精之后，需要在阴茎疲软之前，用手按住安全套的底部，防止其脱落，退出对方的体内。

（8）取下套，不漏液。在安全且及时抽离阴茎后，将安全套脱下。随后，对安全套进行检查：用手捏住安全套的顶端并轻轻摇晃，观察储精囊内的液体有无溢出现象。

（9）包好纸，扔垃圾。把使用过的安全套用纸巾包裹严实，扔到垃圾桶。

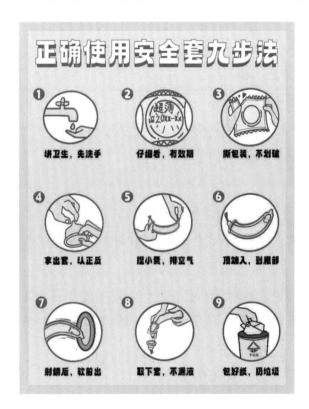

图 1-2-1　正确使用安全套九步法

十、正确使用男用安全套的注意事项有哪些？

（1）注意包装盒上的日期，过期的安全套不能用；如果包装袋已被打开或者破损，也不能用。

（2）撕开包装袋时，注意不能损坏安全套，也不要用牙咬开或者用剪刀剪开包装袋。

（3）打开包装袋后要注意看安全套的质地，质量好的安全套质地柔软、富有弹性。如果发现安全套发硬或有粘连，就不要用。

（4）要在阴茎勃起后且接触对方的性器官前，戴上安全套。

（5）戴安全套时，一只手的拇指和食指要捏住安全套顶端的小囊，将安全套套在阴茎的头部，另一只手将安全套向阴茎根部逐渐展开，直到根部。安全套顶端的小囊是用来装精液的，注意不要留有空气。

（6）在性交过程中，如果发现安全套有损坏、脱落，应立即停止性交，用肥皂和清水冲洗阴茎，并更换一个新的安全套后再继续性交。

（7）射精后，要在阴茎还未疲软的情况下，用手握住安全套的底部，小心地从对方的体内退出，注意不要将安全套滑落在对方的体内，或让精液从套中溢出。

（8）将安全套取下时，要避免将覆在安全套外层的阴道液／体液带到阴茎上。

（9）使用后的安全套要妥善处理，不要乱扔，更不要重复使用。

（10）不要同时使用2个或2个以上安全套，以免摩擦导致其破裂或脱落。

十一、什么叫暴露后预防？

暴露后预防（post-exposure prophylaxis, PEP），是指尚未感染 HIV 的人，在与 HIV 感染者或感染状况不明者发生易感染 HIV 的行为后，在 72 小时之内尽早服用特定的抗病毒药物，从而预防 HIV 感染的方法。

十二、暴露后预防适用于哪些人？

未感染 HIV 的人，在过去 72 小时之内若与 HIV 感染者或感染状况不明者发生危险行为，均可考虑采用暴露后阻断措施预防 HIV 感染。危险行为包括未采取保护措施的阴道或肛门性交、性交时未佩戴安全套、使用的安全套破损或脱落、共用针具吸毒、被性侵犯等。吃还是不吃阻断药，可以咨询医生予以评估，但暴露者有自主选择权。

十三、暴露后预防药物在哪里购买？

虽然网上某些渠道可以购买阻断药物，但由于不确定其安全性，故建议：发生危险行为后，应及时向相关医疗卫生机构咨询，并在 72 小时内尽早使用阻断药物。广东省艾滋病暴露预防门诊点的信息，可登录广东省疾病预防控制中心（简称"疾控中心"）官网，点击"广东省艾滋病有关服务信息"栏，选择"广东省 HIV 非职业暴露预防门诊点信息"即可查询。

十四、暴露后预防费用是多少？

暴露后预防的费用主要是药费，药品价格因所使用的阻断药种类不同而不同，价格从几百元到几千元不等。除药费以外，还涉及服药前的 HIV 抗体检测、肝肾生化检查，后续的毒副作用监测以及暴露后感染状况随访检测等费用。

十五、暴露后预防药物怎么吃？

暴露后预防的黄金阻断期是 72 小时内，须连续服药 28 天。切记：服用阻断药，千万要遵医嘱，不能随便服用，开始服用了也不要随便停药。一般来说，暴露后阻断的成功率在 80% 以上，具体的成功率和首次服药的及时性以及服药依从性有关。暴露后服药越早，阻断成功率越高。暴露后应在最短的时间内（尽可能在 2 小时内）使用阻断药物，最好在 24 小时内，最长不要超过 72 小时。开始服药后，每天规律服药比漏服的阻断效果更好。

十六、中国疾控中心艾防中心制定的《高校校园预防艾滋病导引》中提出的"高校学生要了解预防艾滋病的知识"，具体内容有哪些？

（1）近年来，在青年学生中持续发现了艾滋病病毒感染者，每年报告约 3000 例。

（2）艾滋病是一种危害大、病死率高的严重传染病，目前不可治愈，且无疫苗可预防。感染艾滋病会对个体的学习、就业和家庭等方面带来较大的影响，个体也会因此承受较大的精神和心理压力，并需要终生服药治疗。

（3）艾滋病病毒可以通过性接触、血液和母婴 3 种途径传播，性接触是艾滋病最主要的传播途径。

（4）青年学生容易感染艾滋病的性行为包括无保护（不使用或不正确使用安全套）的男男性行为、与不知道感染状况的人发生无保护性行为、与多人发生性行为、吸毒或醉酒后发生性行为等。其中，无保护的男男性行为是青年学生中最常见的感染方式。

（5）各级疾病预防控制机构和医疗机构可以开展艾滋病检测。各自愿咨询检测机构可以开展免费的艾滋病检测，自愿咨询检测机构的信息可以在当地疾控中心官网或中国疾控中心艾防中心官网查询。

十七、中国疾控中心艾防中心制定的《高校校园预防艾滋病导引》中提出的"交友和恋爱期间要注意预防艾滋病"，具体内容有哪些？

（1）网上交友，线下见面，要提高安全意识。要远离毒品，避免与网友发生无保护性行为。

（2）发生性行为时一定要使用安全套进行保护。做到：①要选择质量合格、未过期的安全套；②撕开外包装的过程中要避免安全套破损；③安全套不要重复使用；④性行为全程都要使用安全套。

（3）不要与 HIV 感染状况不明的人发生无保护性行为，不要在醉酒的情况下发生性行为。

十八、中国疾控中心艾防中心制定的《高校校园预防艾滋病导引》中提出的"休闲娱乐期间要注意预防艾滋病"，具体内容有哪些？

（1）避免醉酒，更不要在醉酒的情况下发生性行为。

（2）提高自我防护能力，了解新型毒品的伪装形式，如饼干、奶茶、跳跳糖等，不喝陌生人递来的饮料，避免误用新型毒品后发生性行为。

（3）发生性行为时一定要使用安全套进行保护。做到：①要选择质量合格、未过期的安全套；②撕开外包装的过程中要避免安全套破损；③安全套不要重复使用；④性行为全程都要使用安全套。

（4）不要与 HIV 感染状况不明的人发生无保护性行为。

十九、中国疾控中心艾防中心制定的《高校校园预防艾滋病导引》中提出的"发生不安全性行为后要及时进行艾滋病检测和咨询，必要时可进行阻断"，具体内容有哪些？

（1）发生不安全性行为后要尽早到当地的疾病预防控制机构或医疗机构进行咨询。如有必要，要在专业人员的指导下进行药物阻断（紧急服用药物预防感染），最好在 24 小时以内，最晚不要超过 72 小时。

（2）发生不安全性行为后 3 周，要尽早到当地疾病预防控制机构或医疗机构进行艾滋病检测。也可以采用适当的 HIV 自我检测试剂进行检测，自检结果为阳性或可疑的，要尽快到当地疾病预防控制机构或医疗机构再次检测。未获得检测结果前，应该避免发生性行为。发生性行为时要使用安全套进行防护，避免感染他人。

二十、中国疾控中心艾防中心制定的《高校校园预防艾滋病导引》中提出的"高校新生要通过入学教育提高预防艾滋病的技能"，具体内容有哪些？

高校新生在参加入学教育期间要积极学习和了解艾滋病的防治知识和防治技能，可主动加入学校防艾志愿者学生社团。

二十一、青年学生预防艾滋病要做到"三要""三不要"，具体内容是什么？

青年学生是艾滋病防治的重点人群，青年学生预防艾滋病要牢记"三要""三不要"。

1."三要"

（1）要学习艾滋病预防知识。青年学生离艾滋病并不遥远，全国每年新报告3000多例青年学生艾滋病病例，大多是通过无保护性行为感染的，尤其是男男同性性行为。因此，青年学生要积极参加学校组织的预防艾滋病的教育课、讲座和科普宣传，积极学习艾滋病的预防知识。

（2）要采取防护措施。要掌握艾滋病的预防技能，如正确佩戴安全套、正确进行HIV自我检测、获取药物预防服务等。

（3）要及时阻断和检测。发生高危行为后要及时寻求疾病预防控制机构或医疗机构等专业机构的帮助，并根据需要，在发生高危行为后的72小时内服用药物阻断感染，即紧急服用药物预防艾滋病感染。发生高危行为后的3周，要及时进行艾滋病检测。

2."三不要"

（1）避免与感染状况不明的人发生无保护性行为。要了解性伴的艾滋病检测结果，并针对性伴的检测结果采取必要的防护措施，避免发生无保护性行为。

（2）避免在醉酒、意识不清的情况下发生性行为。在醉酒、意识不清的情况下，个人的防护能力减弱，会增加感染艾滋病的风险。

（3）避免滥用精神活性物质。要避免滥用助兴剂等精神活性物质，滥用精神活性物质不仅会损害健康，还容易导致多性伴和无保护性行为的发生，增加感染艾滋病的风险。

第三节 检 测 知 识

一、一个人感染艾滋病可以从外表上看出来吗？

艾滋病没有特异性的临床特征，很容易被误诊、漏诊。换言之，一个人是否感染了艾滋病病毒是无法从外表上看出来的。

检测是发现艾滋病病毒感染的唯一途径，且阴性的检测结果并不是完美的防护盾。HIV侵入人体后，有一个时期叫窗口期（window period）。

二、什么是窗口期？

窗口期指从艾滋病病毒侵入人体到血液中产生足够量的、能用检测方法检测出艾滋病病毒标志物（核酸、抗原或抗体）的这段时间。

在窗口期，HIV会迅速繁殖并传播至全身，血液中的病毒含量会非常高。如果在窗口期发生高危行为，包括无套性交、献血等，则极易导致病毒传播。因此，需要特别注意的是，处于窗口期不宜献血，若发生性行为应全程使用安全套。

三、HIV 感染检测方法有哪些？窗口期有多长？

现有的 HIV 感染检测包括 HIV 抗体检测、抗原检测和核酸检测，这 3 种检测技术的窗口期分别为感染后的 3 周、2 周和 1 周左右（图 1-3-1）。需要注意的是，窗口期是根据不同个体感染 HIV 后检测出来的平均时间确定的。对于不同个体而言，窗口期会有差异，有的早些，有的晚些。

目前，我国最常用的检测方法是抗体检测。一般而言，大多数人感染后 3 周可以检测到抗体，因此建议在发生高危行为后 3 周检测抗体。如果 3 周时的检测结果为阴性，可以等到 12 周再检测 1 次。一般情况下，如果 12 周之内没有再发生高危行为，也没有检测到抗体，就可以基本排除感染了艾滋病病毒。

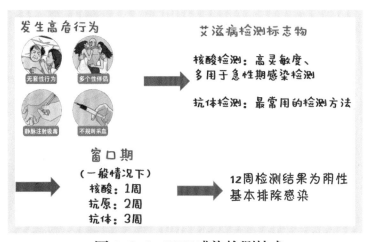

图 1-3-1　HIV 感染检测技术

四、哪些情况需要做检测？

（1）有高危性行为史，包括仅发生 1 次未使用安全套的异性性行为或男男同性性行为。包括：①男性和男性之间发生了性行为，未使用安全套；②男性和女性之间发生了性行为，未使用安全套；③发生了一夜情且未使用安全套（无论同性还是异性之间），或通过手机交友软件，与不认识的人发生了性行为且未使用安全套（无论同性还是异性之间）；④与已知感染艾滋病病毒的人发生了性行为；⑤经常发生高危性行为又不使用安全套的人群，建议每 3 个月做 1 次 HIV 检测。

（2）艾滋病病毒感染者的配偶或性伴。

（3）与他人共用针具吸毒以及吸食新型毒品。

（4）在非正规医疗机构拔牙、文身者（过程中可能使用未严格消毒的器具）。

（5）其他情形。包括：①梅毒、淋病、尖锐湿疣等性病患者；②对于准备结婚的伴侣，建议做婚前检测；③对于孕妇，建议在刚发现怀孕时做检测；④感染了艾滋病的母亲生的宝宝。

五、为什么发生高危行为后应主动寻求艾滋病咨询检测？

主动进行咨询检测，尽早发现自己是否感染了艾滋病病毒，利己利人！早发现感染，不仅可以早治疗，延长生命，提高生活质量，保护自己免受病毒的进一步侵害；还可以保护性伴侣，避免艾滋病病毒的进一步传播。

六、可以去哪接受免费检测？

根据国家的艾滋病"四免一关怀"政策，我国各地均设有艾滋病自愿咨询检测门诊，可提供免费、保密的咨询检测服务。

广东省各地的艾滋病自愿咨询检测门诊名录，可登录广东省疾病预防控制中心官网，点击"广东省艾滋病有关服务信息"栏，选择"广东省艾滋病自愿咨询检测机构名录"进行查询；也可通过"广东疾控"微信公众号，点击"疾控服务"栏，选择"省艾滋病咨询机构"进行查询。

可以拨打广东省艾滋病咨询热线 020-84462000，进行咨询。也可以通过"查呗"微信小程序在线预约 HIV 检测。

还可以扫码关注"不尴青年"公众号进行线上咨询（关注公众号—我要咨询—艾滋病检测防治）。

七、害怕被人看见做艾滋病检测怎么办？

如果害怕被人看见做艾滋病检测，可以进行自我检测。HIV 自我检测是指个体在可以保护个人隐私的地点自己采集样本、进行检测并读取结果的过程，具有简单、快速且保护使用者隐私的特点。

八、自我检测的方法有哪些？

自我检测是世界卫生组织推荐的一种检测手段，国际上已经有获得认证的检测试剂，类型包括血检、尿检、唾液检试剂（图1-3-2），按照使用说明，3～5分钟能完成采集标本，15～20分钟就会出结果。

我国在全球首创的 HIV 尿液自检试剂，已于 2019 年获批准上市。血液快速检测试剂，市面上品牌很多，如果要购买的话，一定要选择正规的大药房、旗舰店。

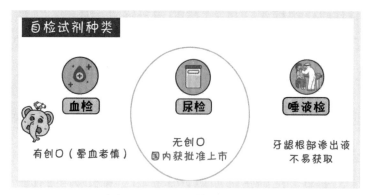

图 1-3-2 自检试剂种类

九、自我检测需要注意哪些事项？

购买快速试剂进行自我检测时，需要特别注意以下事项。

（1）自我检测者，由于没有接受过正规培训，采集样本、检测过程中以及对结果的理解，可能存在一些偏差，因此可能出现不正确的结果，包括假阴性和假阳性。

（2）自我检测结果为阳性并不能确诊感染了艾滋病病毒，一定要到当地疾控中心或正规医疗机构接受进一步的检测。

（3）自我检测结果为阴性，一般来说，说明没有感染艾滋病病毒，但因存在窗口期，建议在3个月后再次检测或到疾控中心或正规医疗机构进行咨询和检测。

十、检测结果为阳性怎么办？

艾滋病检测一般是进行抗体初筛检测，但初筛试验为阳性不是最终结果。如果初筛检测结果为阳性，一定要进一步做补充实验，才能确诊。一旦确诊，请注意以下事项。

（1）可以到当地的疾控中心获得免费、保密、专业的咨询和心理支持服务。

（2）要尽早到当地艾滋病定点治疗医院接受抗病毒治疗，越早治疗，效果越好。国家会提供免费的抗病毒治疗药物，每个地区都有开展抗病毒治疗的定点医院。

（3）要采取防护措施，保护性伴不被感染，同时须告知性伴接受检测。

（4）不必担心个人患病的信息会被别人知道，感染者的个人隐私受法律保护。

十一、发生高危行为后，检测结果为阴性有哪些注意事项？

（1）检测结果为阴性，也可能是因为在窗口期内，建议3个月后再次做检测，在此期间不要再发生高危行为；一般情况下，如果3个月后也没有检测到抗体，则可排除感染了艾滋病病毒。

（2）确定检测结果为阴性，只能说明本次的高危行为没有造成感染。要时刻注意保护自己的健康，发生性行为时要坚持每次、全程、正确使用质量可靠的安全套。

第四节 "国八条"解读

根据《青年学生预防艾滋病宣传教育核心信息（2021版）》，艾滋病"国八条"选取了8道题作为青年学生预防艾滋病的核心知识，答对6题即可视为知晓，答对8题视为全部知晓。艾滋病"国八条"知晓率的计算公式为：该人群知晓率＝知晓人数／总人数。

题目1：艾滋病是一种不可治愈的严重传染病吗？

答： 是的。艾滋病不可治愈，但可以治疗，关键是早发现、早治疗。目前，艾滋病还没有有效的疫苗和可治愈的药物，但已有较好的治疗方法，能有效地延长病人的生命，提高其生活质量。

题目2：目前我国青年学生中，艾滋病的传播形势仍然很严峻，主要传播方式为男男同性性行为，其次为异性性行为，是吗？

答： 是的。越来越多的青年学生中招了。中国青少年艾滋病防治教育工程办公室的数据显示：2020年，全国新报告15～24岁青年学生病例近3000例，其中性传播占98.6%。在2020年新报告的15～24岁青年学生病例中，男男同性性传播占81.7%，异性性传播占16.9%。

题目3：日常生活和学习接触会感染艾滋病吗？

答： 不会。在日常生活和学习接触中，很难同时满足艾滋病的三大传播条件。

题目4：坚持正确使用安全套可以减少感染和传播艾滋病的风险吗？

答： 是的。安全套既可以避孕，也可以预防艾滋病及其他性病。使用安全套的四要素包括每次使用、全程使用、正确使用、质量可靠的安全套。

题目 5：使用新型毒品（如冰毒、摇头丸、K 粉等）会增加感染艾滋病的风险吗？

答：会。使用新型毒品（如冰毒、摇头丸、K 粉等）或者醉酒可以刺激或抑制中枢神经活动，降低使用者的风险意识，可能会导致多性伴和无保护性行为的产生，也会间接地增加感染艾滋病及其他性病的风险。据调查，80.3% 吸食过新型毒品的人承认，吸食的新型毒品会对性产生强烈的刺激作用，促使吸食者产生性冲动和发泄的欲望。

题目 6：艾滋病感染者的结婚、就业、入学等权益受我国法律保护，是吗？

答：是的。《艾滋病防治条例》（2019 年修订）第三条规定：任何单位和个人不得歧视艾滋病病毒感染者、艾滋病病人及其家属。艾滋病病毒感染者、艾滋病病人及其家属享有的婚姻、就业、就医、入学等合法权益受法律保护。

题目 7：能从外表看出一个人是否感染了艾滋病病毒吗？

答：不能。检测是发现艾滋病病毒感染的唯一途径。不能从外表看出一个人是否感染了艾滋病病毒，一定要通过检测才能诊断。自愿咨询检测服务推荐：靠谱的疾控机构及其授权的社会组织，靠谱的公众号（如"不尬青年""非常小伙伴"等）。两者都可以提供免费检测及专业咨询服务，对检测者的信息会严格保密。

题目 8：发生高危行为（如共用针具吸毒、不安全性行为等）后应主动寻求艾滋病检测与咨询，是吗？

答：是的。做到早发现、早诊断、早治疗，有助于达到预期寿命。如果经常发生高危行为，建议每 3 个月做 1 次检测。

（黎健荣　樊莉蕊　何　丹）

第二章

互动课堂，入心入脑

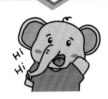

本章导读： 本章共收录了7个主题的课件。每个主题的课件都注明了该课程的目标、主要知识点以及适合的教学对象和人数等，并配有几十张PPT（PowerPoint，即图）及其解说稿，同时还提供了电子版（获取方式：关注微信公众号"不尬青年"，后台回复关键词"资源下载"即可），以方便同伴教育员更好地开展相关主题的课堂教育。

第一节　青春期生理
——闯关秘笈

一、课程目标

（1）认知目标：了解青春期身体发生的变化，学习如何保护自己与应对该变化。

（2）态度与情感目标：正视且接纳青春期身体发生的变化，学会尊重他人、悦纳自己。

（3）能力或问题解决目标：掌握青春期的生理知识。

二、课程适合的教学对象

小学高年级、初中学生。

三、课程参加人数

60 人。

四、课程推荐时长

45 分钟。

五、课程主要知识点

青春期的生理变化、卫生健康与自我保护。

六、课程活动材料清单

用 A4 纸打印姜饼人图案（每张纸上印有写着"男孩""女孩"的 2 个姜饼人的图案），确保每位同学有一张，以及活动宣传品若干（用于奖品发放）。

七、思维导图

青春期生理思维导图详见图 2-1-1。

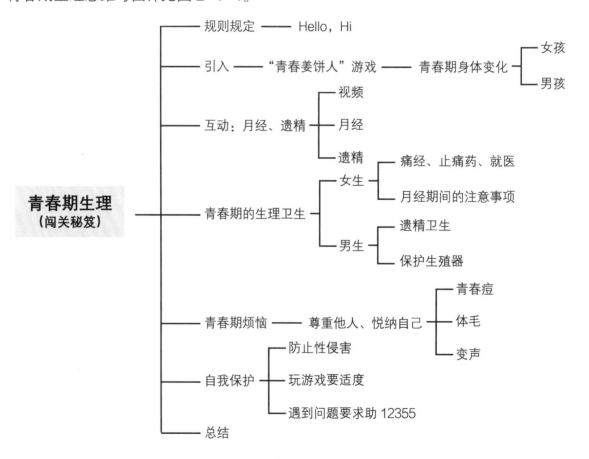

图 2-1-1 青春期生理思维导图

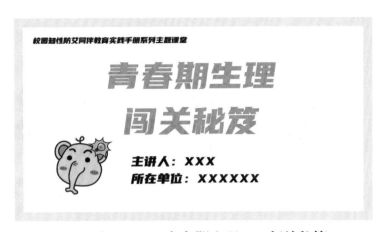

图2-1-2 青春期生理——闯关秘笈

（图2-1-2解说稿）各位同学，大家好（自我介绍）！欢迎在座的各位同学来参加今天的互动课堂，我们的主题是青春期生理——闯关秘笈。

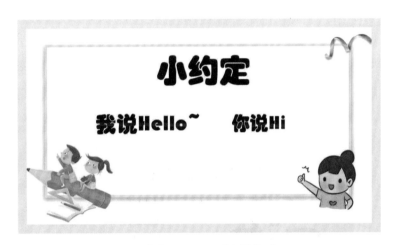

图2-1-3 课前约定

（图2-1-3解说稿）看到不少同学非常兴奋，看来大家对今天的主题都特别感兴趣，但是为了保证秩序，希望大家能够静下心来好好听一听这些以前可能不知道的知识。这里我想和大家做一个小约定，"我说 Hello 你说 Hi"，规则就是我说 Hello 的时候大家要回复我 Hi，反过来，我说 Hi 的时候大家要回复我 Hello，大家回复我之后要保持安静。现在我们就来尝试一下吧！

好的，真不错，看来大家都非常积极也非常配合，那我们现在就进入今天的主题课堂吧。

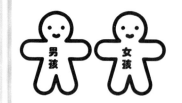

图 2-1-4　互动游戏

（图 2-1-4 解说稿）在主题课堂开始之前，已经给大家每人都发了一张纸，上面印有姜饼人图案。我们现在来做一个互动小游戏，这个游戏的名字叫作"青春姜饼人"，游戏规则就是大家要在纸上画出你认为青春期男孩、女孩身体上会发生变化的地方，画好之后我会邀请同学来展示自己的画，愿意展示并讲解的同学会赠送小奖品哦。

看到有几位同学画得非常不错，那这些同学愿意和大家分享一下吗（邀请互动）？

真棒！看来大家都对青春期身体的变化有了一定的了解，现在我来给大家展示一下我画的姜饼人。

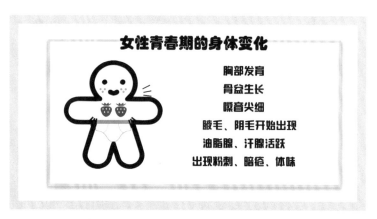

图 2-1-5　女性青春期的身体变化

（图 2-1-5 解说稿）我们先来看女性青春期的身体变化。女孩在青春期的时候，胸部会发育、骨盆会生长、胯部会变宽、身材会变得更加丰腴，嗓音会变得尖细，童声在慢慢消失，腋毛、阴毛开始出现，油脂腺、汗腺会变得非常活跃，还会出现粉刺、暗疮和体味。

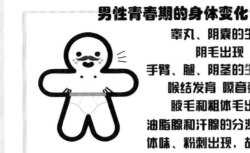

图 2-1-6　男性青春期的身体变化

（图2-1-6解说稿）那么男性呢，男孩在青春期身体上会有哪些变化呢？首先是睾丸、阴囊的生长，以及阴毛的出现。然后是手臂、腿、阴茎的生长激增，男孩子们会"蹭蹭蹭"地开始拔高。我刚刚也观察了一下，发现在座的同学们普遍是女生的个子比男生要高一些，但那些长得矮小的男生不需要担心自己的身高，要相信自己只是身高还没有进入快速增长期。同时，长得矮小的女生也不用焦虑，因为这些都是生长发育的正常现象。此外，男孩喉结会发育，嗓音会变化、会变得更粗犷，腋毛和粗体毛也会出现，同时油脂腺和汗腺的分泌会增加，会出现体味、粉刺，胡子也会开始生长。

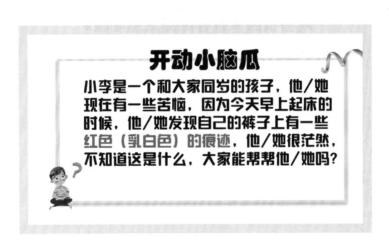

图 2-1-7　月经（遗精）案例分析

（图 2-1-7 解说稿）在了解上述身体变化之后，我想告诉大家，进入青春期，身体不止会发生这些表面上的变化，还会出现一些其他的反应。现在大家来开动一下小脑瓜，一起帮小李解决以下困惑吧。小李是一个和大家同岁的孩子，他 / 她现在有一些苦恼，因为今天早上起床的时候，他 / 她发现自己的裤子上有一些红色（乳白色）的痕迹，他 / 她很茫然，不知道这是什么，大家能帮帮他 / 她吗？

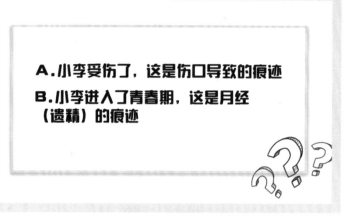

图 2-1-8　案例分析选项

（图 2-1-8 解说稿）大家一起来帮帮小李，是选 A 还是选 B 呢？ 我们请几位同学来回答一下，回答问题的同学有小礼品哦。

好，非常棒，大家都非常积极。答案就是 B：小李进入了青春期，这是月经（遗精）的痕迹。

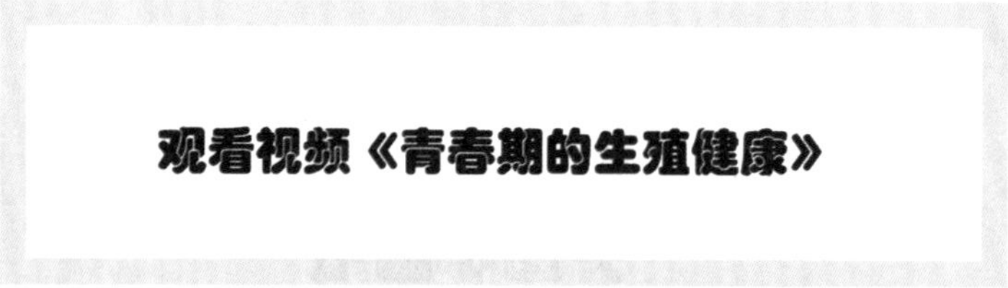

观看视频《青春期的生殖健康》

图 2-1-9　观看视频《青春期的生殖健康》

（图 2-1-9 解说稿）那么月经（遗精）是什么呢？ 我们一起来看视频了解一下。

好的，看完这个视频，相信大家已经对青春期的生殖健康有了简单的了解。接下来，我再带大家一起来了解月经和遗精的知识。

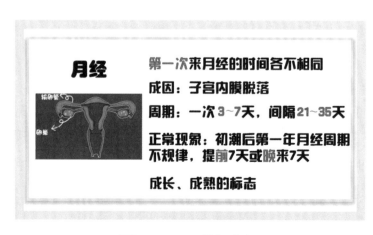

图 2-1-10　月经介绍

（图2-1-10解说稿）月经是子宫内膜脱落并通过阴道排出而形成的生理现象。月经一般每次持续3～7天，1个月经周期是21～35天，平均为28～30天。女孩的第一次月经称为初潮，每一个女孩第一次来月经的时间不相同。初潮之后，第一年的月经周期不规律是正常现象，女孩们不用太担心，提前7天或晚来7天都是正常的。刚刚大家可能在视频里面听到了一句话"恭喜你来月经了，是一个大女孩了"。女孩们要知道，来月经代表着我们进入了青春期，是我们成长、成熟的标志，大家不必因为来月经而感到羞耻，这是一件值得纪念的事情，它代表着我们长大了。

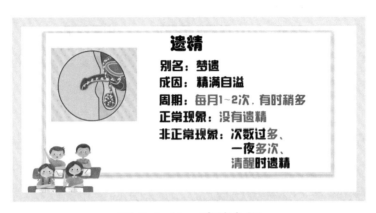

图2-1-11　遗精介绍

（图2-1-11解说稿）因为遗精多数时候是男孩在睡觉的时候发生的，所以又叫作梦遗。进入青春期，男孩的体内会产生精液，精液在产生之后要么被身体吸收，要么由尿道排出。精液由尿道排出的现象就是精满自溢，也就是遗精。男孩出现遗精的次数也各不相同，一般每月1～2次，有时候次数稍多也是正常现象。如果有的男孩没有产生遗精现象，也是正常的，但是如果遗精次数过多，或者出现一夜遗精多次，或者清醒时出现遗精，就需要注意了。如果有同学出现这样的现象，可以询问自己的父母，严重的话可以让父母带你去看医生。

图2-1-12　青春期的卫生健康

（图2-1-12解说稿）那么，进入青春期身体上出现了这些变化，而且出现了月经（遗精）之后，有哪些需要注意的事项呢？接着，我给大家讲一下青春期的卫生健康问题。

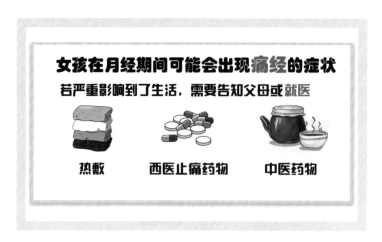

图2-1-13　缓解痛经的建议

（图2-1-13解说稿）女孩在月经期间可能会出现痛经的症状，对于痛经的缓解，这里给大家3个建议。一是热敷。热敷的时候要注意，如暖宝宝是一种方便携带的暖贴，但是一定要隔着衣服贴，要不然会烫伤自己。二是服用西医止痛药物。西医止痛药起效快，但是可能会有一些副作用。三是使用中医药物。中医药物虽然起效没有西药快，但是它的副作用可能会相对小一些。如果痛经已经严重影响到了你的生活，来月经就如临大敌，就需要告知父母或者让父母带你去看医生。

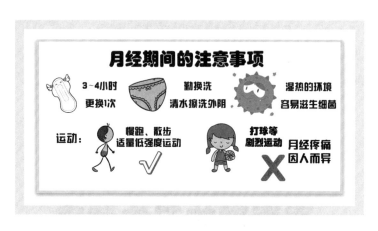

图2-1-14　月经期间的注意事项

（图2-1-14解说稿）月经期间除了痛经还有哪些需要注意的事项呢？首先，需要勤更换卫生巾（也就是我们常说的"姨妈巾"），3～4个小时就要更换1次。在场的男生，如果有一天看到女生躲躲藏藏拿着一个小包，不用感到很奇怪，那里面装着的可能是卫生巾，是每一位女生早晚都会使用到的一种日用品而已。而女孩子们在购买、使用卫生巾时也不用感到羞耻，因为卫生巾就像卫生纸，只是一件普通的日用品而已。其次，内裤要勤换洗，每天都要用洁净的清水擦洗外阴，因为湿热的环境最容易滋生细菌。最后，月经期间，在运动方面要多注意，可以进行慢跑、散步这样的适量低强度运动，但是打球等剧烈运动就不太建议大家去做，因为剧烈运动可能会导致出血量增多，不太适合月经期间去做。这里要和大家说明一点，月经疼痛程度以及月经期间运动量是因人而异的，我们不可以因为自己在月经期间没有出现痛经而觉得其他女生是在小题大做。当然，如果你在月经期间没有出现痛经也不必觉得自己是异类，因为每个人的体质不同，来月经的反应自然也会不同。

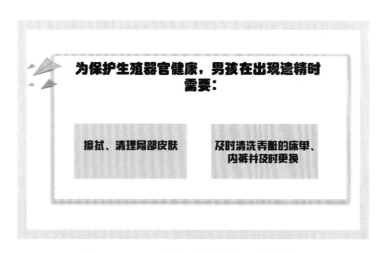

图2-1-15 男性遗精的日常护理

（图2-1-15解说稿）对于男孩，为了保护生殖器官的健康，在发生遗精后，需要擦拭、清理局部的皮肤，还要及时清洗弄脏的床单、内裤并及时更换。

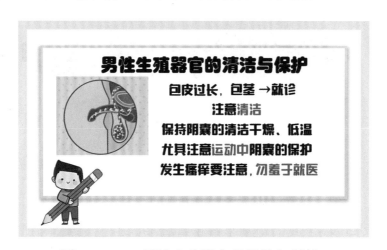

图2-1-16 男性生殖器官的清洁与保护

（图2-1-16解说稿）男孩生殖器官的清洁与保护，需要注意以下几点。首先，要注意生殖器官的状况，如果男孩发现自己包皮过长或者出现了包茎的现象，要告诉父母，让他们带你去看医生。其次，要注意生殖器官的清洁，保持阴囊的清洁干燥、低温，在运动的时候尤其要注意对阴囊进行保护。最后，如果男孩感觉自己的阴茎有瘙痒或者其他的异样，要及时就医。在这一点上男孩和女孩都是一样的，如果感觉生殖器有什么异常要及时告诉自己的父母，不要因为羞于就医而导致严重后果。

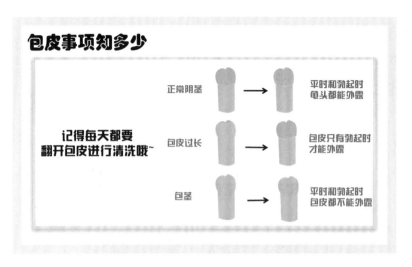

图 2-1-17　包皮事项知多少

（图 2-1-17 解说稿）男孩的阴茎可能会出现正常阴茎、包皮过长、包茎 3 种情况。

如果出现包茎的情况，同学们要及时告诉父母，让父母带你去医院做一个小手术。这个手术非常简单，也很安全。

图 2-1-18　青春期的自我保护

（图 2-1-18 解说稿）我们刚刚了解了青春期的卫生健康，相信大家现在也都知道在青春期我们的身体上会发生很多的变化。那么，对于青春期的自我保护，又有哪些需要注意的呢？

图 2-1-19 保护自己，预防性侵害

（图 2-1-19 解说稿）首先，要防止性侵害。进入青春期，我们的身体会生长发育，这个时候可能有一些坏人会将目光瞄向我们，大家一定要注意，要拒绝他人触碰隐私部位，哪怕这个人是你周围相对亲近的人，只要对方让你觉得不安全了，你都要坚决地拒绝。此外，如果发生了类似的事情，一定要告诉我们信任的人，寻求帮助。

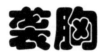

图 2-1-20 "袭胸"游戏的危害

（图 2-1-20 解说稿）其次，进入青春期，我们对身体的变化感到好奇时，可能会玩一些游戏，切记玩任何游戏都要以保护自己为前提。如女生之间可能会玩"袭胸"游戏，此时要注意，如果我们一不小心力度过大，或者碰撞到了一些其他的地方，轻则会疼痛，重则可能会引发乳腺炎。

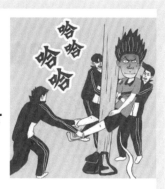

图 2-1-21　"阿鲁巴"游戏

（图 2-1-21 解说稿）男孩一看这张图可能就很熟悉，哪怕没有玩过，可能也见过，这就是"阿鲁巴"游戏。"阿鲁巴"游戏就是一群人把一个男生抬起来，然后把他的双腿张开，在一些柱状或者其他形状的物体上碰撞、摩擦。如果"阿鲁巴"这个游戏失手，大家知道会导致什么样的后果吗？

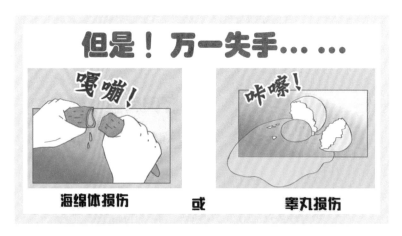

图 2-1-22　"阿鲁巴"游戏的危害（拟物化）

（图 2-1-22 解说稿）可能会"嘎嘣"一下，阴茎的海绵体损伤了；或者是"咔嚓"一下，出现了睾丸损伤，也就是我们俗话说的"蛋碎"了。

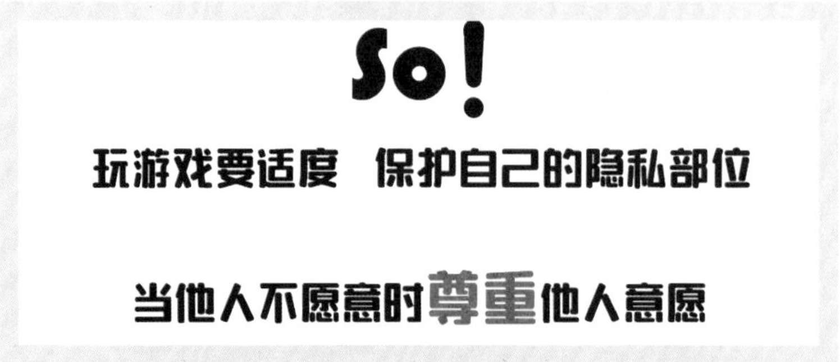

SO!
玩游戏要适度　保护自己的隐私部位
当他人不愿意时尊重他人意愿

图 2-1-23　玩游戏须遵循尊重、适度的原则

（图 2-1-23 解说稿）我们一定要注意，玩游戏要适度，要保护好自己的隐私部位。另外，当他人不愿意玩游戏的时候，我们一定要尊重他人的意愿，不能强行把别人架起来"阿鲁巴"。

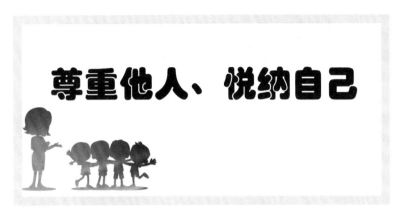

图 2-1-24　尊重他人、悦纳自己

（图 2-1-24 解说稿）进入青春期，我们可能会因为身体上的这些变化而产生很多烦恼，但是无论是自己还是他人的身体出现了何种变化，我们都要注意，要尊重他人、悦纳自己。

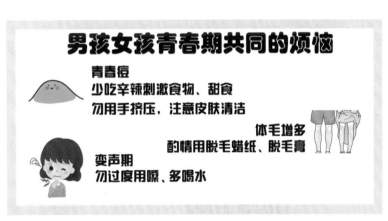

图 2-1-25　男孩、女孩青春期共同的烦恼

（图 2-1-25 解说稿）由于青春期出现的身体变化，我们可能会产生一些烦恼。如有些同学可能会长很多青春痘，此时应该少吃辛辣刺激的食物、甜食，同时注意不要用手去挤压，要注意皮肤的清洁。

有些同学可能还会出现体毛增多，觉得有体毛不太好看，想要把它刮掉。这里要注意，不要自己随便刮，如拿家人的刮胡刀刮体毛，而要在科学的指导下进行操作。我们可以用脱毛蜡纸、脱毛膏，使用相应的方法，在大人的指导下进行科学脱毛。

进入青春期，还会变声，这个时候，我们就不要过度用嗓，要多喝水。有位知名男歌手分享过他自己的故事，在青春期的时候，因为周围的男生都变声了，但是他还没变，结果就被同龄人嘲笑。如果我们自己身边也有像这位男歌手这样的同学，大家觉得可以嘲笑他吗？肯定是不行的，对不对？我们要接受每个人的不同，要尊重他人、悦纳自己。

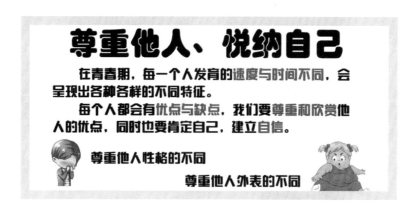

图 2-1-26　尊重他人性格与外表的不同

（图 2-1-26 解说稿）其实，在青春期，由于生长发育的速度和时间不同，每个人可能会呈现出各种各样的不同特征。每一个人都会有优点和缺点，而在体形上，有些人高、有些人矮，有些人胖、有些人瘦，这些都是正常的。我们要肯定自己，建立自信。有些人的性格可能比较腼腆，我们要尊重他；有些人因为生长激素的缘故，可能身材会变得跟别人不太一样，我们也不要去嘲笑他。我们要学会尊重每个人的不同，因为我们也没有办法保证自己未来不会因为生长激素的原因也变得与别人不太一样。假如有一天，我们也因为生长激素的原因而变得与别人不太一样，这个时候我们也不希望别人嘲笑自己，对不对？所以，将心比心，我们也不要去嘲笑他人。

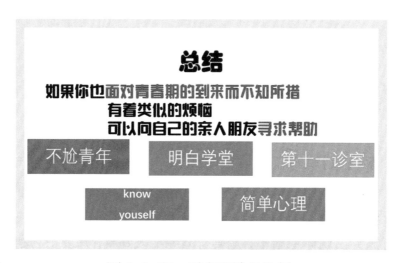

图 2-1-27　寻求帮助的途径

（图 2-1-27 解说稿）在我们了解了如何应对青春期身体上的变化，以及如何进行自我保护之后，如果大家面对青春期的到来还是不知所措，或者还有类似的烦恼，也可以向自己的亲人朋友寻求帮助，或者关注相关的公众号，从网络上学习一些有关青春期生理的知识。

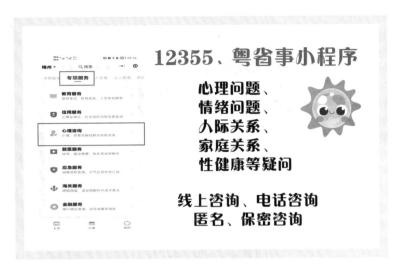

图 2-1-28 通过 12355、粤省事小程序进行咨询

（图 2-1-28 解说稿）如果大家通过以上的方式仍无法解决自己的困惑，还存在一些心理问题、情绪问题等，那么可以打开粤省事小程序，选择其中的专项服务——心理咨询进行相应的咨询，咨询都是匿名、保密的。大家也可以拨打 12355，进行电话咨询。

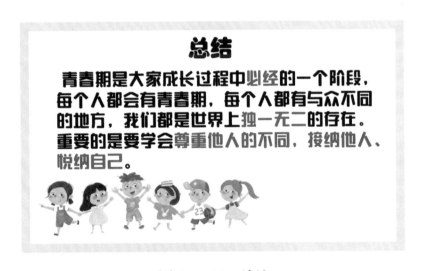

图 2-1-29 总结

（图 2-1-29 解说稿）总的来说，青春期是大家成长过程中必经的一个阶段，我们每个人都会有青春期。而且每个人都有与众不同的地方，我们要相信自己是世界上独一无二的存在。此外，还要学会尊重他人的不同，做到接纳他人、悦纳自己。

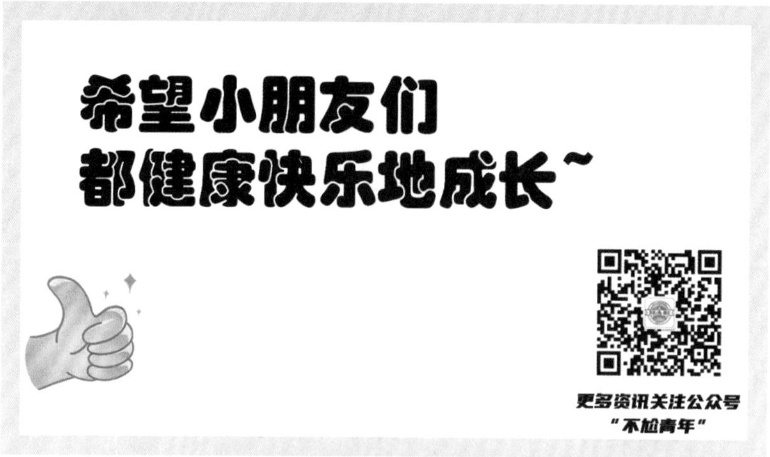

图 2-1-30 结语

（图 2-1-30 解说稿）今天的主题课堂就到此结束啦，希望同学们都能健康快乐地成长！如果还有问题，欢迎大家通过"不尬青年"公众号进行咨询。

第二节 青春期心理
——避雷指南之恋爱观

一、课程目标

（1）认知目标：了解青春期恋爱的积极与消极影响，以及解决问题的求助渠道。

（2）态度与情感目标：培养辩证看待青春期恋爱的能力。

（3）能力或问题解决目标：树立正确的恋爱观，关于恋爱能做出正确抉择，能正确应对相关问题。

二、课程适合的教学对象

初、高中学生。

三、课程参加人数

40 人。

四、课程推荐时长

40 分钟。

五、课程主要知识点

（1）青春期恋爱有积极影响也有消极影响。

（2）共同的价值观、进取的态度等积极品质有助于形成长期关系。

（3）青春期恋爱与异性交往的原则。

（4）青春期恋爱问题的解决方法及求助渠道。

六、课程活动材料清单

白板、纸、笔若干。

七、思维导图

青春期心理思维导图详见图 2-2-1。

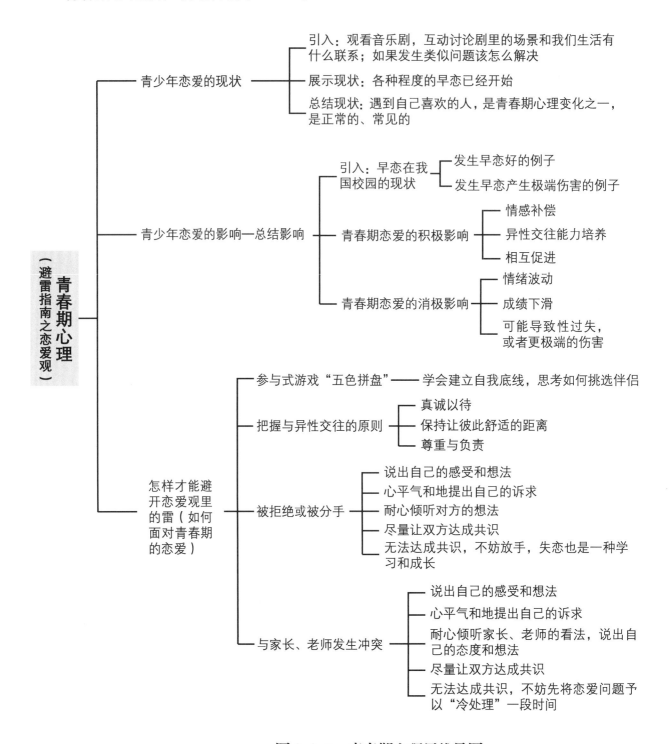

图 2-2-1 青春期心理思维导图

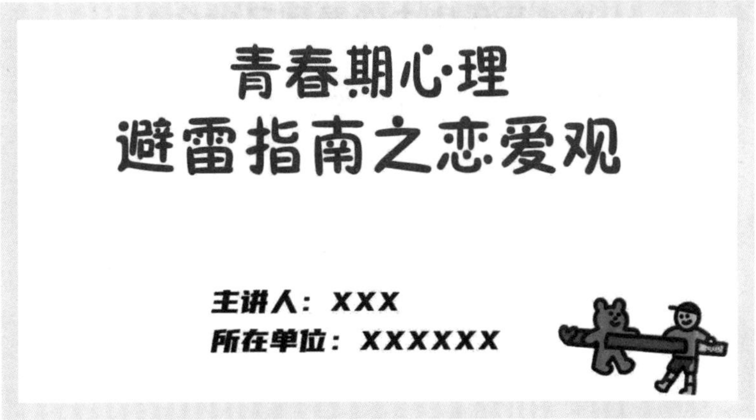

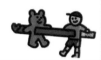

图 2-2-2　青春期心理——避雷指南之恋爱观

（图 2-2-2 解说稿）各位同学，大家好（自我介绍）。看到这个主题，大家是不是有点吃惊，我们今天到底要学习什么呢？

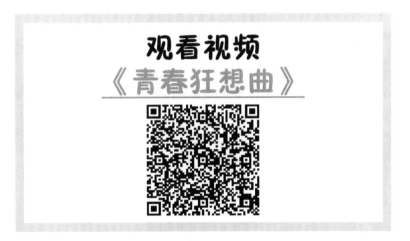

图 2-2-3　观看视频《青春狂想曲》

（图 2-2-3 解说稿）首先请大家观赏一部由广东省大学生自编、自导、自演的音乐剧《青春狂想曲》。

观看时，请大家同时思考 2 个问题：①这个音乐剧讲述了什么故事？这些场景和我们的生活有什么联系？②如果我们遇到了类似的问题，该怎么解决？

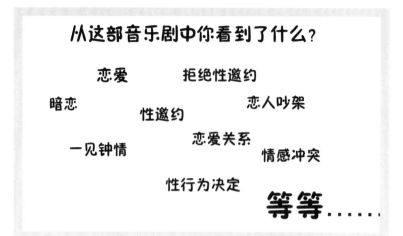

图 2-2-4　音乐剧的快速联想

（图 2-2-4 解说稿）好，音乐剧看完了，我想问问同学们，从这部音乐剧中你看到了什么？

（互动讨论）有同学说看到了暗恋、一见钟情、恋爱；有同学害羞地捂着脸，说看到了剧情里的性邀约，也就是性行为，以及这对情侣讨论要不要发生性行为；还有同学说看到了争吵，也就是情感冲突；等等。

对的，这部音乐剧描述了校园里可能会出现的一些问题，包括性骚扰、校园霸凌、同性恋情、恋爱、性行为决定、艾滋病等。假如大家碰到这些问题，又处理不好的话，不仅会给自己的心理、生理带来伤害，还会给个人学习、家庭关系带来影响。

性和爱是我们一生的功课，青年学生多学习、了解如何面对这些问题，是很有必要的。今天我想和大家讨论的是最常见的话题——恋爱。

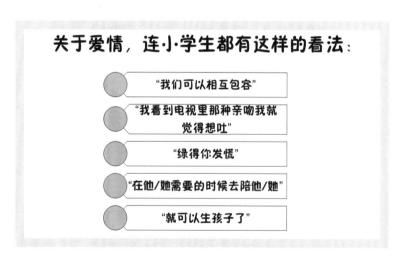

图 2-2-5　小学生眼里的爱

（图 2-2-5 解说稿）关于爱情，大家是怎么看待的呢？连小学生都对爱情有了自己的看法。当然，对于这些看法，也需要健康引导。

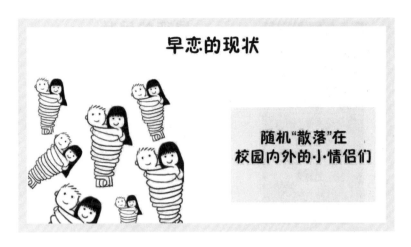

图 2-2-6　早恋时相处亲密

（图 2-2-6 解说稿）在座的同学们有没有看到过扭成蚊香的小情侣们。嗯，一定有！

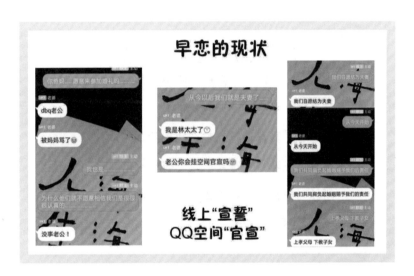

图 2-2-7　线上"宣誓"、QQ 空间"官宣"恋情

（图 2-2-7 解说稿）以下是一些发生在中小学校园的早恋现象，相信大家已经见怪不怪了吧，如线上"宣誓"、QQ 空间"官宣"恋情。

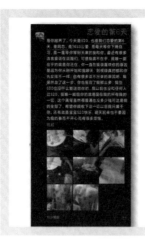 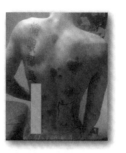

图2-2-8 将对方名字文在背上

（图2-2-8解说稿）甚至有恋爱6天就把对方的名字文在背上的情况。（可以视大家的反应去提醒，不建议未成年人做未来会后悔的事情。）

青春期的心理变化：对异性产生好感

青春期第二性征出现后，

逐渐性成熟，生理和心理都有成人化趋势。

所以对异性产生好感是青春期的正常表现，

是生理与心理发育的必然。

图2-2-9 青春期的心理变化

（图2-2-9解说稿）其实，青春期第二性征出现后，在荷尔蒙的作用下，我们容易对异性产生好感。也就是说，对异性产生好感是青春期的正常表现，是生理与心理发育的必然。

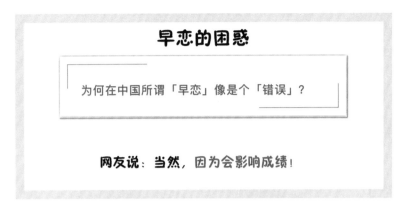

图 2-2-10　早恋的困惑

（图 2-2-10 解说稿）对于早恋，很多人的第一反应是害怕，认为谈恋爱爸妈、老师会打断自己的腿！学校老师也教育我们不应该早恋，很多人认为早恋会影响学习成绩。

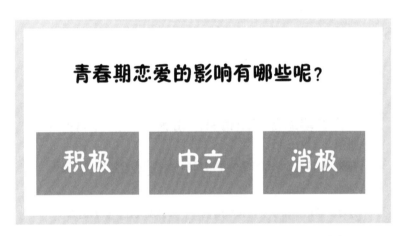

图 2-2-11　青春期恋爱的影响探讨

（图 2-2-11 解说稿）那么，青春期恋爱的影响就一定只有消极的吗？没有积极的影响吗？你们了解到的身边早恋的同学，早恋对他们有什么影响？（互动一下）哦，有说积极的，也有说消极的，还有说不知道的！

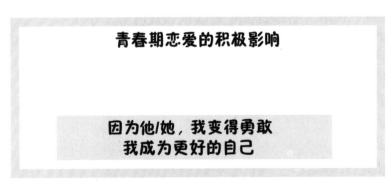

图 2-2-12　青春期恋爱后成为更好的自己

（图 2-2-12 解说稿）首先，我们来看看有积极影响的恋爱故事。如因为对方，让我变得勇敢，让我成为更好的自己。这就像电影《少年的你》，不知道大家有没有看过呢？

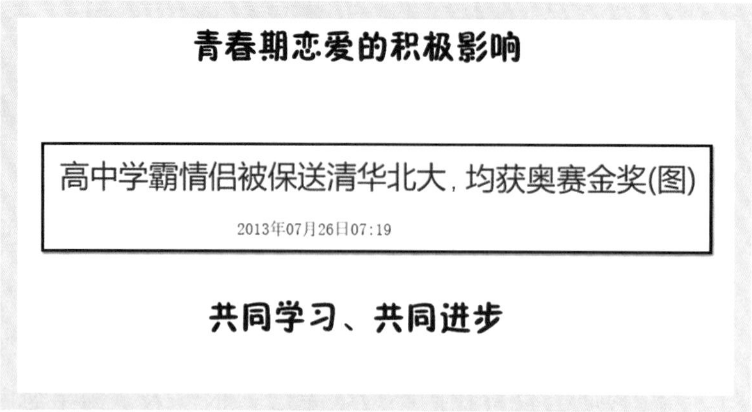

青春期恋爱的积极影响

高中学霸情侣被保送清华北大，均获奥赛金奖(图)

2013年07月26日07:19

共同学习、共同进步

图 2-2-13　青春期恋爱情侣双双被保送清华北大

（图 2-2-13 解说稿）不知道大家看没看到过有关一对学霸情侣，双双被保送清华北大的新闻。

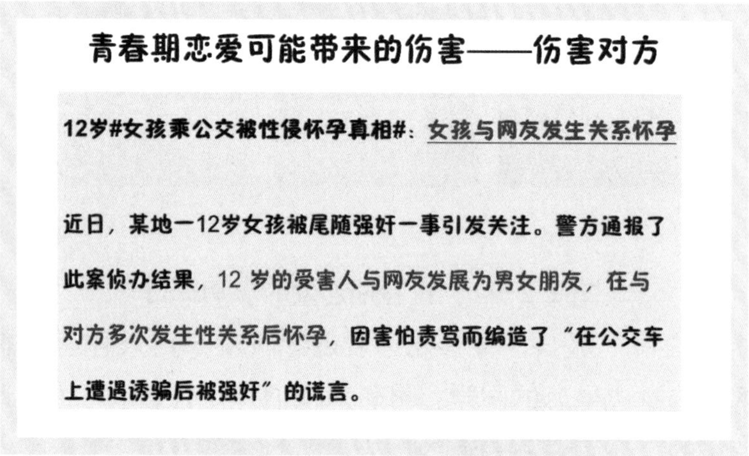

青春期恋爱可能带来的伤害——伤害对方

12岁#女孩乘公交被性侵怀孕真相#：女孩与网友发生关系怀孕

近日，某地一12岁女孩被尾随强奸一事引发关注。警方通报了此案侦办结果，12 岁的受害人与网友发展为男女朋友，在与对方多次发生性关系后怀孕，因害怕责骂而编造了"在公交车上遭遇诱骗后被强奸"的谎言。

图 2-2-14　青春期恋爱后伤害对方

（图 2-2-14 解说稿）接着，我们再来看看有消极影响的故事。青春期恋爱可能带来伤害，如因为没有使用保护措施就进行性行为，导致对方意外怀孕。

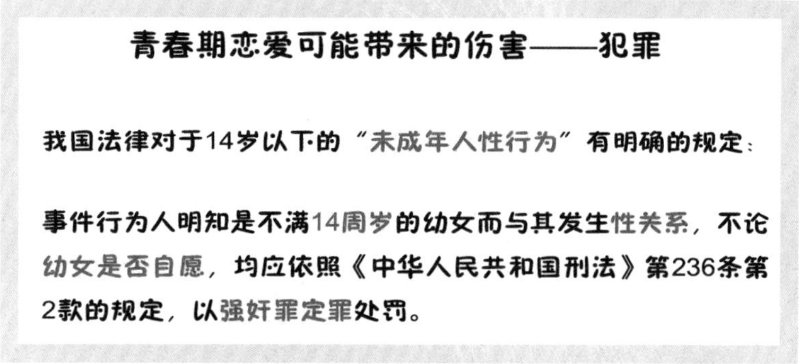

青春期恋爱可能带来的伤害——犯罪

我国法律对于14岁以下的"未成年人性行为"有明确的规定:

事件行为人明知是不满14周岁的幼女而与其发生性关系,不论幼女是否自愿,均应依照《中华人民共和国刑法》第236条第2款的规定,以强奸罪定罪处罚。

图2-2-15 青春期恋爱后犯罪

(图2-2-15解说稿)在此特别提醒所有的同学注意,性行为的发生对象如果是14岁以下的幼女,不论幼女是否自愿,都以强奸罪定罪。

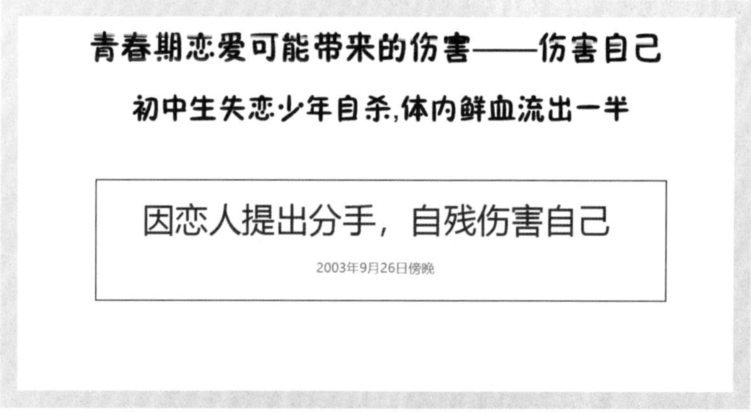

青春期恋爱可能带来的伤害——伤害自己

初中生失恋·少年自杀,体内鲜血流出一半

因恋人提出分手,自残伤害自己

2003年9月26日傍晚

图2-2-16 青春期恋爱后伤害自己

(图2-2-16解说稿)青春期恋爱还可能会伤害自己,如有初中生失恋后选择自杀。

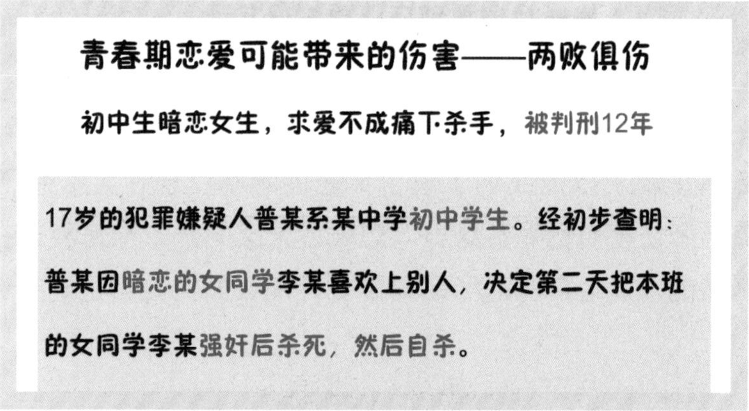

青春期恋爱可能带来的伤害——两败俱伤

初中生暗恋女生,求爱不成痛下杀手,被判刑12年

17岁的犯罪嫌疑人普某系某中学初中学生。经初步查明:普某因暗恋的女同学李某喜欢上别人,决定第二天把本班的女同学李某强奸后杀死,然后自杀。

图2-2-17 青春期求爱不成痛下杀手

(图2-2-17解说稿)青春期恋爱甚至可能会导致两败俱伤,如有新闻报道,某初中生(普某)暗恋女生(李某),求爱不成痛下杀手,被判刑12年。

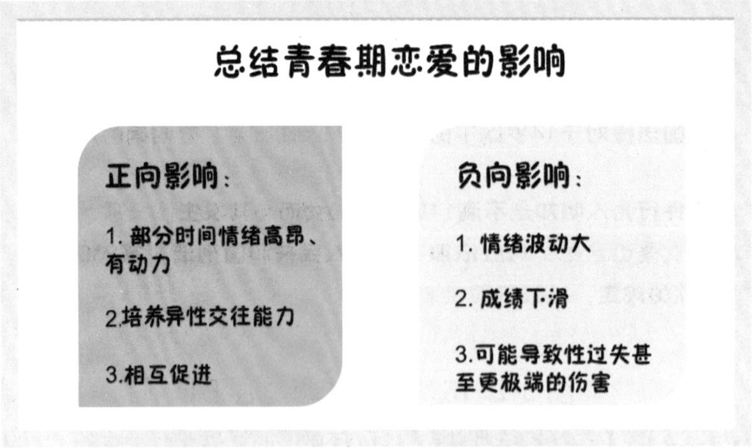

总结青春期恋爱的影响

正向影响：

1. 部分时间情绪高昂、有动力

2.培养异性交往能力

3.相互促进

负向影响：

1. 情绪波动大

2. 成绩下滑

3.可能导致性过失甚至更极端的伤害

图 2-2-18　总结青春期恋爱的影响

（图 2-2-18 解说稿）我们来总结一下青春期恋爱的影响。正向影响有：①部分时间情绪高昂、有动力；②培养异性交往能力；③相互促进。负向影响有：①情绪波动大；②成绩下滑；③可能导致性过失甚至更极端的伤害。

如何面对青春期恋爱

青春期不是最适合恋爱的时期，
但学会如何选择，是避雷的第一步。

不管你是已经在谈恋爱，
还是有喜欢的人正准备恋爱，
或者还没有喜欢的人，
每一位同学都应该要做好准备。

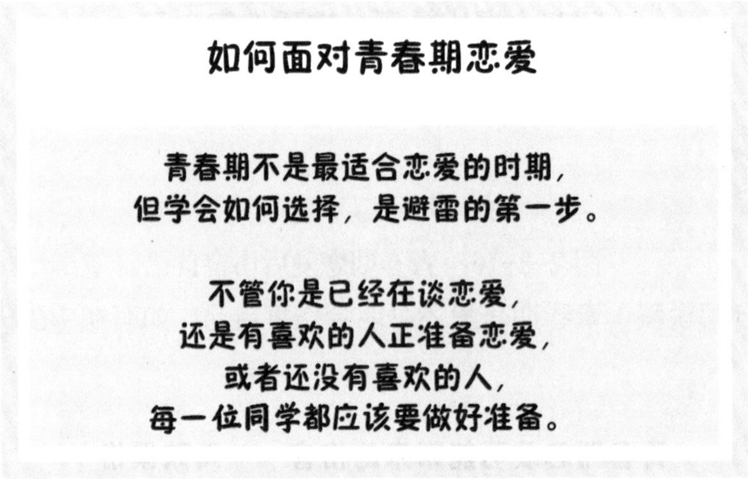

图 2-2-19　如何面对青春期恋爱

（图 2-2-19 解说稿）以上我们了解了早恋的影响，现在大家想不想知道怎么避开青春期的雷，以免早恋伤害自己呢？这里，想告诉大家的是，未来我们在谈恋爱的时候，学会如何去挑选靠谱的、适合自己的伴侣很重要，那么如何做出正确的选择呢？

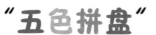

图 2-2-20　"五色拼盘"游戏

（图 2-2-20 解说稿）接下来，通过一个叫"五色拼盘"的游戏来引导大家学会如何做选择。大家可以拿出白纸和笔。

游戏分为 3 个环节，第一个环节是我们的爱之初体验。

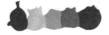

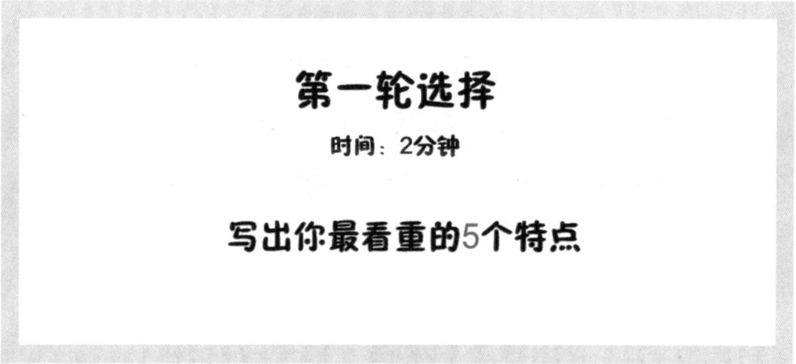

图 2-2-21　选择看重的特点环节

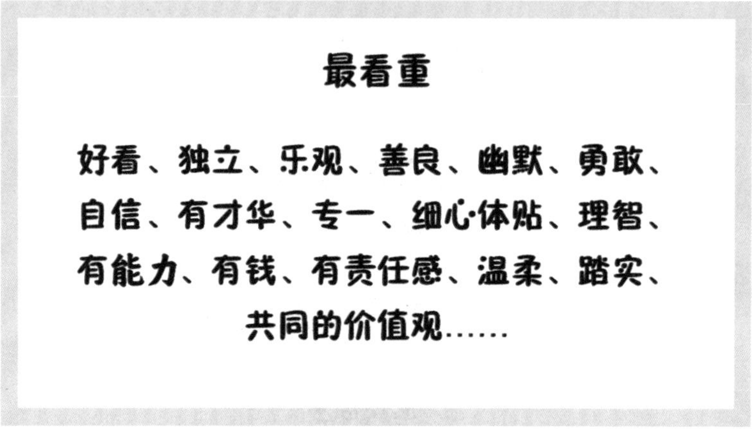

图 2-2-22　最看重的特点选项

（图 2-2-21 和图 2-2-22 解说稿）首先，请同学们用 2 分钟的时间在纸上写出你最看重的伴侣的 5 个特点，以上的列举仅供参考，你也可以写其他的特点。（抽 2 个同学回答最看重的特点是什么，记得要肯定他／她的选择，如他／她写"有同理心"，那就夸他／她也是个善良的人。）

第一轮选择

时间：1分钟

写出你最不能忍受的1个特点

图 2-2-23　选择最不能忍受的特点环节

最不能容忍

悲观、无责任感、花心、懒惰、邋遢、不上进 、抠门、自以为是、睡觉打呼噜、思想层面差距大、冲动、易怒、自私……

图 2-2-24　最不能容忍的特点选项

（图 2-2-23 和图 2-2-24 解说稿）然后，请同学们用 1 分钟的时间在纸的其他地方写出你最不能忍受的 1 个特点，可参考图中最不能容忍的特点选项。（抽 2 个同学回答，可以问问他／她为什么要选这个特点。）

接下来，就是第二个环节，我们的爱之再判断。

第二轮选择

时间：1分钟

划去2个你最看重的特点

送你花花

图 2-2-25　再次选择环节

（图 2-2-25 解说稿）同学们有 1 分钟的时间思考，划去 2 个你最看重的特点。（可以抽 2 个同学回答为什么要做出这样的选择。）

第三个环节，就到了我们的爱之终选择。

第三轮选择

时间：1分钟

再划去2个你最看重的特点

图 2-2-26 最终选择环节

（图 2-2-26 解说稿）最后，大家还要在剩下的 3 个你最看重的特点中再划去 2 个。

讨论：

这个结果与你自己原来选择的标准一样吗？

**如果伴侣同时拥有
你最看重的和你最不能忍受的特点时，
你会怎么抉择？**

图 2-2-27 对始末是否一致和怎么抉择进行讨论

（图 2-2-27 解说稿）现在，大家可以问问自己：这个结果与你自己原来选择的标准一样吗？如果伴侣同时拥有你最看重的和最不能忍受的特点时，你会怎么抉择？

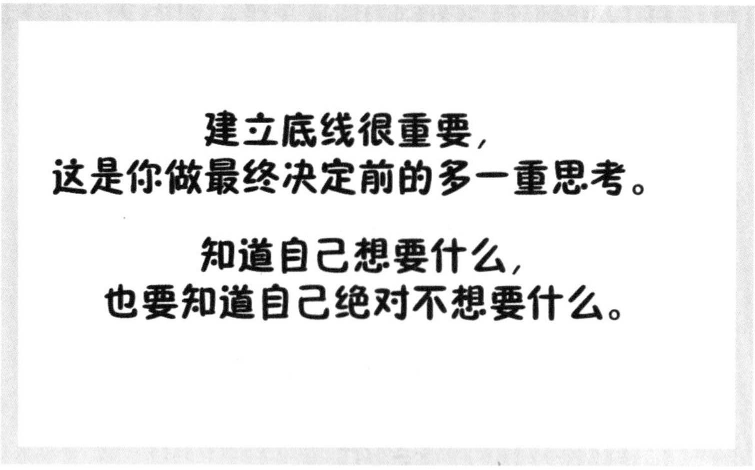

建立底线很重要，
这是你做最终决定前的多一重思考。

知道自己想要什么，
也要知道自己绝对不想要什么。

图 2-2-28 建立底线

（图 2-2-28 解说稿）通过这个游戏，希望同学们知道，选择伴侣时，在亲密关系里建立底线很重要。在我们挑选和纠结的过程中，大家要知道自己想要什么，也要知道自己绝对不想要什么。当我们遇到亲密关系中的问题时，要想想自己的底线，这是大家做最终决定前的多一重思考。

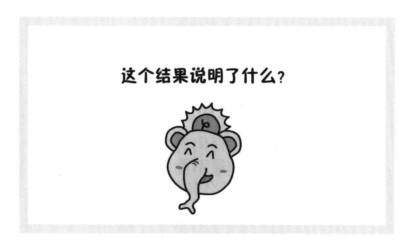

图 2-2-29 对结果进行讨论

（图 2-2-29 解说稿）从大家前面的选择中我们可以看出，A、B、C 是同学们都比较看中的特点，同时 D 也是大多数人很难接受的特点（A、B、C、D 是根据现场的反应总结的特点）。这个结果也说明了一些良好的品质是大多数人都欣赏或喜欢的。

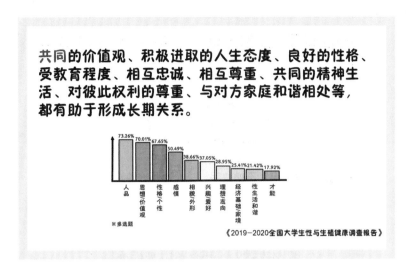

图 2-2-30　调查报告的发现

（图 2-2-30 解说稿）正如《2019—2020 年全国大学生性与生殖健康调查报告》指出的，共同的价值观、积极进取的人生态度、良好的性格、受教育程度、相互忠诚、相互尊重、共同的精神生活、对彼此权利的尊重、与对方家庭和谐相处等特点，都有助于形成长期关系。一生只爱一个人，这是爱情的最高境界，相信大家也很向往，希望这份报告的发现能对大家有所启发。

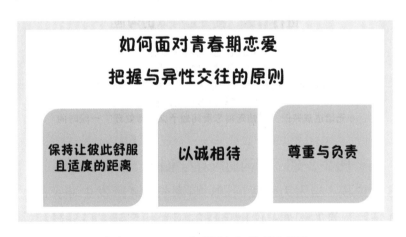

图 2-2-31　与异性交往的原则

（图 2-2-31 解说稿）"五色拼盘"游戏教会了我们如何去选择一个适合自己的恋人。一旦陷入青春期恋爱，同学们又要注意些什么呢？需要注意的是应该把握与异性交往的原则：①保持让彼此舒服且适度的距离，就是要有边界感；②以诚相待，不要欺骗对方；③尊重与负责。

> **如何面对青春期恋爱——被拒绝或被分手**
>
> **进行真诚、良好且有效的沟通**
>
> a.说出自己的感受和想法
> b.心平气和地提出自己的诉求
> c.耐心倾听对方的想法
> d.尽量让双方达成共识
> e.无法达成共识，不妨放手，失恋也是一种学习和成长

图 2-2-32　用沟通应对失恋

（图 2-2-32 解说稿）当被喜欢的人拒绝或者被分手，应与对方进行真诚、良好且有效的沟通：说出自己的感受和想法，心平气和地提出自己的诉求，同时也耐心倾听对方的想法，尝试让双方达成共识。如果最终还是无法达成共识，也要学会接受这一事实，因为失恋也是人生中的一种学习和成长。

> **如何面对青春期恋爱——与家长、老师发生冲突**
>
> **进行真诚、良好且有效的沟通**
>
> a.说出自己的感受和想法
> b.心平气和地提出自己的诉求
> c.耐心倾听家长、老师的看法，说出自己的态度和想法
> d.尽量让双方达成共识
> e.无法达成共识，不妨先将恋爱问题予以"冷处理"一段时间

图 2-2-33　用沟通应对与家长、老师的冲突

（图 2-2-33 解说稿）当因为恋爱问题，与家长、老师发生冲突的时候，应该与家长、老师进行真诚、良好且有效的沟通：说出自己的感受和想法，心平气和地提出自己的诉求，同时也耐心倾听家长和老师的看法并说出自己的态度和想法，尝试让双方达成共识。若无法达成共识，可以先将恋爱问题"冷处理"，尽量不和家长、老师发生冲突，以免给双方造成不好的情绪影响，毕竟家长、老师的出发点都是爱我们、担心我们，我们是战友，不是敌人。为了不伤害彼此的感情，可以先把注意力放到自己的学习和生活上。

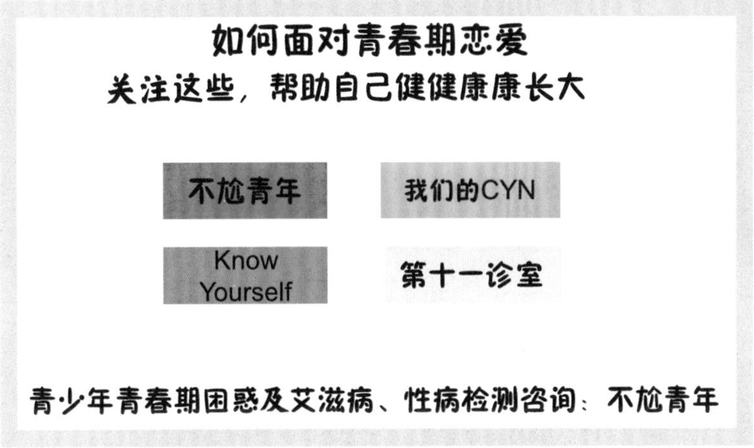

如何面对青春期恋爱

关注这些，帮助自己健健康康长大

不尬青年　我们的CYN

Know Yourself　第十一诊室

青少年青春期困惑及艾滋病、性病检测咨询：不尬青年

图2-2-34　靠谱的科普公众号

（图2-2-34解说稿）除了家长、老师，一些靠谱的科普公众号也可以给大家提供更多关于青春期恋爱的知识，如"不尬青年""我们的 CYN"等。

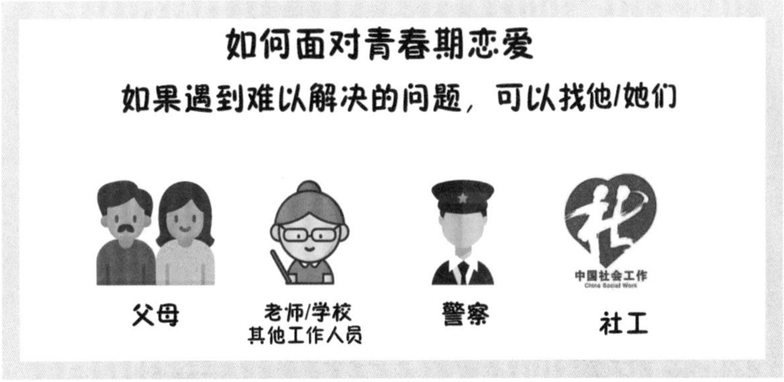

图2-2-35　向靠谱的身边人求助

（图2-2-35解说稿）此外，警察、社工等也可以为我们提供帮助。

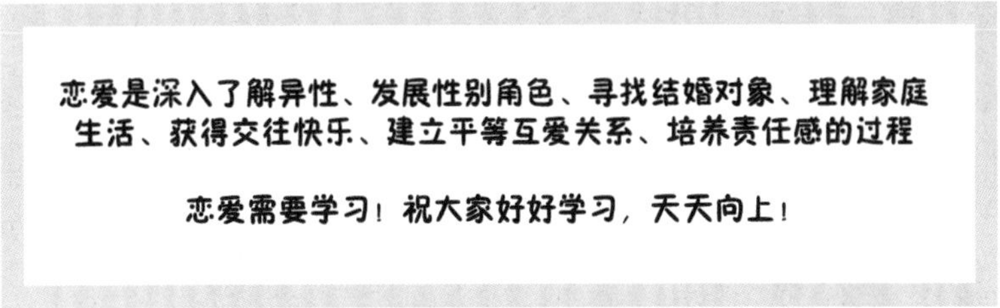

恋爱是深入了解异性、发展性别角色、寻找结婚对象、理解家庭生活、获得交往快乐、建立平等互爱关系、培养责任感的过程

恋爱需要学习！祝大家好好学习，天天向上！

图2-2-36　结语

（图2-2-36解说稿）今天的分享就到这里了！希望大家通过学习能够知道：恋爱是深入了解异性、发展性别角色、寻找结婚对象、理解家庭生活、获得交往快乐、建立平等互爱关系、培养责任感的过程。

最后，送给大家一句话：恋爱需要学习！祝大家好好学习，天天向上！

第三节　艾滋病基本知识
——"国八条"知多少

一、课程目标

（1）认知目标：掌握艾滋病防治知识"国八条"。

（2）态度与情感目标：建立健康的性价值观。

（3）能力或问题解决目标：能做负责任的性行为决定；会辨析危险行为；会正确使用安全套。

二、课程适合的教学对象

初中以上学生。

三、课程适合参加人数

40人。

四、课程推荐时长

45分钟。

五、课程主要知识点

艾滋病防治知识"国八条"。

六、思维导图

艾滋病基本知识思维导图详见图2-3-1。

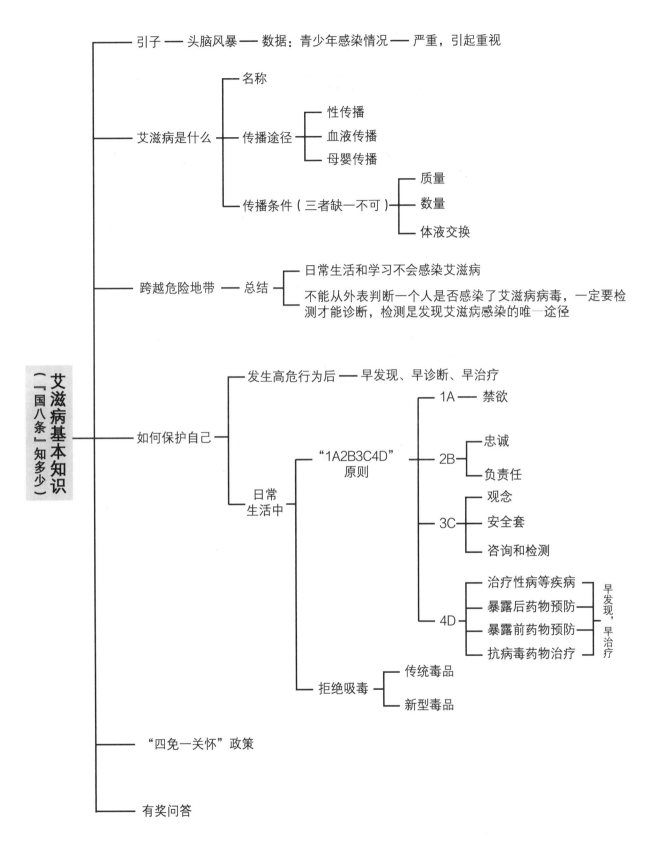

图 2-3-1　艾滋病基本知识思维导图

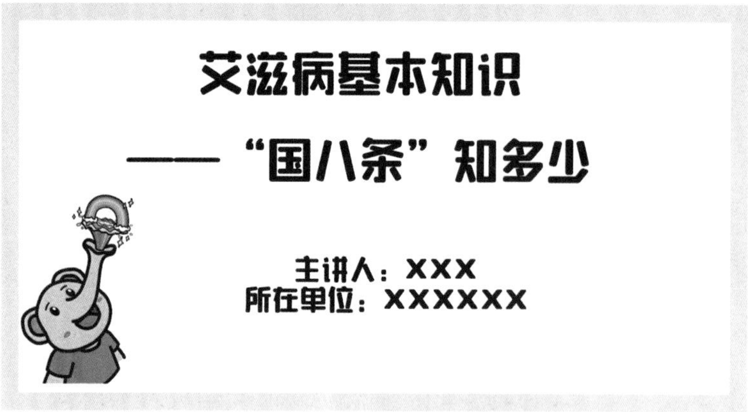

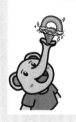

图 2-3-2 "国八条"知多少

（图 2-3-2 解说稿）各位同学，你们好！大家看到标题"国八条"，可能会很好奇这究竟是什么？其实这是国家想让大家在了解艾滋病以后，一定要学会的 8 道题目。那今天我们一起来学习吧！

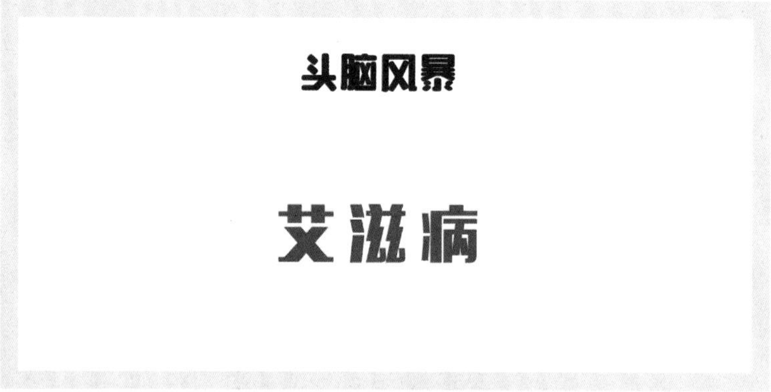

头脑风暴

艾滋病

图 2-3-3 头脑风暴

（图 2-3-3 解说稿）我们先来头脑风暴一下吧！一提到艾滋病，大家脑海里会联想到什么呢？（互动一下）好的，非常感谢各位同学的回答！大家的回答中蕴含了很多知识。接下来，给大家介绍一下国家重点想让同学们了解的知识。

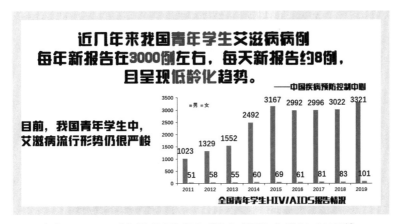

图 2-3-4　目前我国青年学生艾滋病的流行形势

（图 2-3-4 解说稿）我们为什么要分享艾滋病这个主题呢？听到有同学说，这是因为艾滋病很可怕，患病人数很多。其实，最重要的原因是我们看到有越来越多的青年学生感染了艾滋病。相关研究报告结果显示，近几年来，我国每年新报告青年学生艾滋病病例在 3000 例左右，每天新报告约 8 例，且呈现出低龄化的趋势。目前，我国青年学生中，艾滋病流行形势仍很严峻。

图 2-3-5　经性传播感染艾滋病的最低年龄

（图 2-3-5 解说稿）大家来猜猜，在广东经性传播感染艾滋病的最低年龄是多少岁呢？相关报告结果显示，在广东，经性传播感染艾滋病的最低年龄为 12 岁，且男女都有。

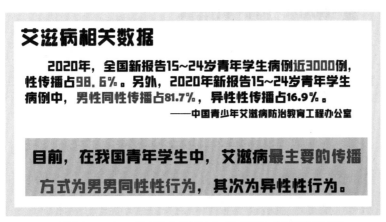

图 2-3-6　我国青年学生的艾滋病感染数据

（图 2-3-6 解说稿）我们再来看一组数据：2020 年，全国新报告的 15 ～ 24 岁青年学生艾滋病病例中经性传播感染的占 98.6%。其中，男男同性性传播占 81.7%，异性性传播占 16.9%。由此可见，艾滋病在青年学生中的流行形势仍很严峻，男男同性性行为是最主要的传播方式，其次为异性性行为。

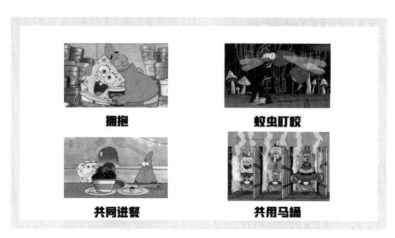

图 2-3-7　日常行为接触

（图 2-3-7 解说稿）有些同学听到这里就开始害怕了，疑惑：会不会在不经意间感染艾滋病？经常跟朋友拥抱会不会感染艾滋病呢？经常外出和别人吃饭，会不会因为对方说话时喷溅了口水在菜里就感染了呢？在外使用公共马桶，上厕所粘到别人的排泄物，会不会感染艾滋病呢？蚊虫叮咬艾滋病病毒感染者后再叮咬自己，是不是会感染艾滋病呢？大家别着急，也别太害怕，我们先来看看艾滋病究竟是怎么一回事，一起来探究会不会因为上述行为而感染艾滋病。

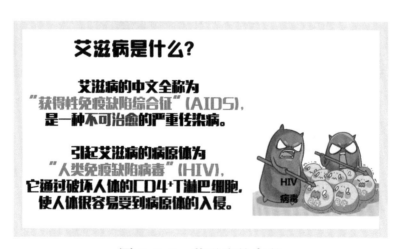

图 2-3-8　艾滋病的定义

（图 2-3-8 解说稿）我们先了解一下艾滋病的相关定义。艾滋病的中文全称为"获得性免疫缺陷综合征"（AIDS），它是一种不可治愈的严重传染病。

引起艾滋病的病原体为"人类免疫缺陷病毒"（HIV），又称为艾滋病病毒，它通过破坏人体的 CD4$^+$T 淋巴细胞，使人体很容易受到病原体的入侵。人类免疫缺陷病毒专门攻击人体的免疫系统。因此，很多艾滋病患者最后死亡并不是因为艾滋病，而是因为其他的疾病，如癌症等。

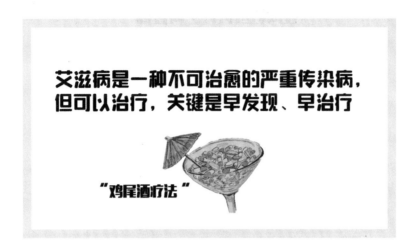

图 2-3-9　艾滋病不可治愈但可以治疗

（图 2-3-9 解说稿）虽然艾滋病是一种不可治愈的严重传染病，但可以治疗，关键是早发现、早治疗。治疗的时候可以采取"鸡尾酒疗法"，当然不是说得了艾滋病喝鸡尾酒就好了。

"鸡尾酒疗法"指通过多种抗病毒药物进行混合使用的治疗方法。艾滋病患者通过药物治疗等控制病情，可以延长生存时间。

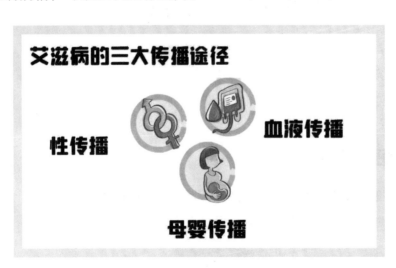

图 2-3-10　艾滋病的三大传播途径

（图 2-3-10 解说稿）艾滋病病毒是不能平白无故地进入我们身体的。艾滋病有三大传播途径，分别为血液传播、性传播、母婴传播。

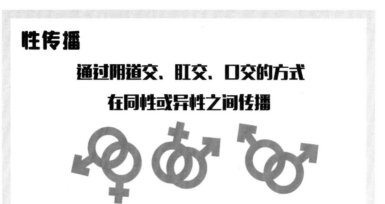

图 2-3-11　性传播

（图 2-3-11 解说稿）性传播主要通过阴道交、肛交、口交的方式在同性或异性之间传播。

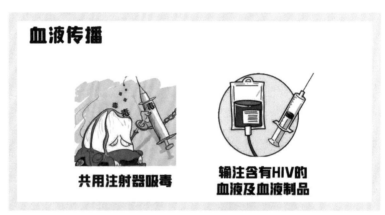

图 2-3-12　血液传播

（图 2-3-12 解说稿）血液传播主要通过共用注射器吸毒、输注含有艾滋病病毒（ HIV ）的血液及血液制品等方式进行传播。

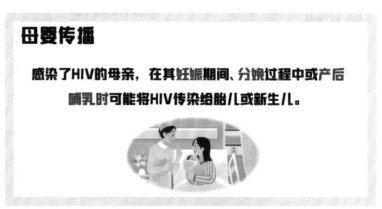

图 2-3-13　母婴传播

（图 2-3-13 解说稿）母婴传播主要指感染了 HIV 的母亲，在其妊娠期间、分娩过程中或产后哺乳时可能将 HIV 传染给胎儿或新生儿。

光有传播途径还不够，艾滋病病毒传播还需要三大传播条件。

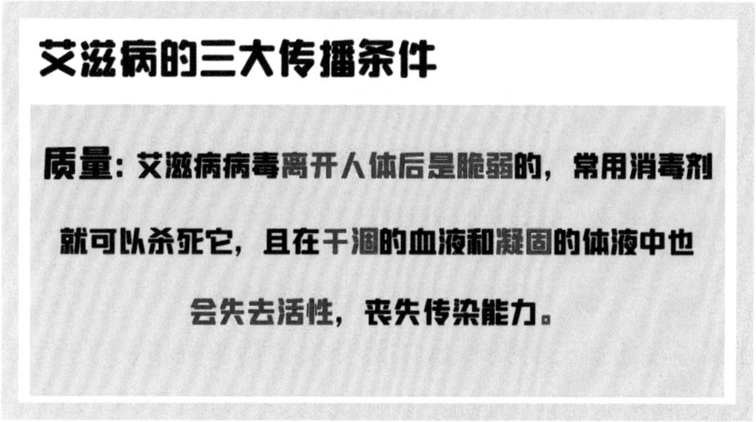

艾滋病的三大传播条件

质量：艾滋病病毒离开人体后是脆弱的，常用消毒剂就可以杀死它，且在干涸的血液和凝固的体液中也会失去活性，丧失传染能力。

图 2-3-14　质量要好

（图 2-3-14 解说稿）第一个条件是质量，简单来说就是病毒质量一定要好。艾滋病病毒离开人体后是很脆弱的，常用消毒剂就可以将其杀死，而且在干涸的血液和凝固的体液中也会失去活性，丧失传染能力。

艾滋病的三大传播条件

数量：足够量的高危体液

（血液、精液、伤口渗出液、阴道分泌物、乳汁等）

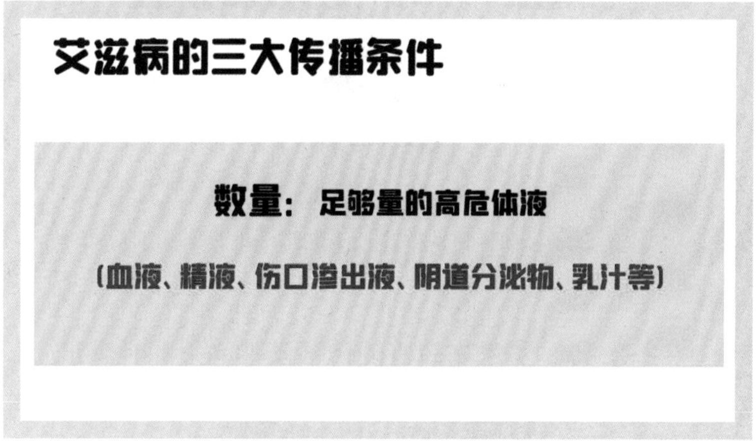

图 2-3-15　数量要多

（图 2-3-15 解说稿）第二个条件是数量，简单来说就是病毒数量要足够多，而且一定要有足够量的高危体液，包括血液、精液、伤口渗出液、阴道分泌物、乳汁等。

艾滋病的三大传播条件

体液交换：

艾滋病病毒能通过肛门（或直肠）、阴道、阴茎、口腔，

以及其他黏膜（如眼或鼻黏膜）或创口和溃疡等进入人体。

图 2-3-16　体液交换

（图 2-3-16 解说稿）第三个条件是体液交换，简单来说，就是我体内有你的体液，你体内有我的体液。艾滋病病毒能通过肛门（或直肠）、阴道、阴茎、口腔，以及其他黏膜（如眼或鼻黏膜）或创口和溃疡等进入人体。

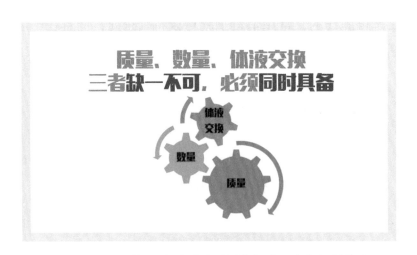

图 2-3-17　艾滋病病毒的传播条件必须同时满足

（图 2-3-17 解说稿）质量、数量、体液交换这三大条件，仅满足其中一条并不能够传播艾滋病病毒，而是要同时满足质量够好、数量够多的高危体液，并完成了体液交换，才能够传播艾滋病病毒。这三者是缺一不可的。

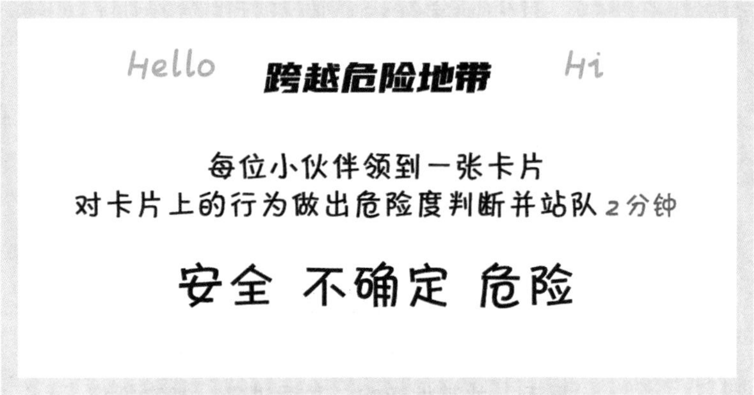

跨越危险地带

Hello　　　　　Hi

每位小伙伴领到一张卡片
对卡片上的行为做出危险度判断并站队2分钟

安全 不确定 危险

图2-3-18　"跨越危险地带"游戏

（图2-3-18解说稿）刚才我们一起学习了艾滋病病毒的传播途径和条件，那么大家知道生活中哪些行为是安全的，哪些行为是危险的吗？（观察大家）我看到有些同学的眼神有点迷离，那我们一起来玩个小游戏！事不宜迟，我们正式开始"跨越危险地带"游戏。

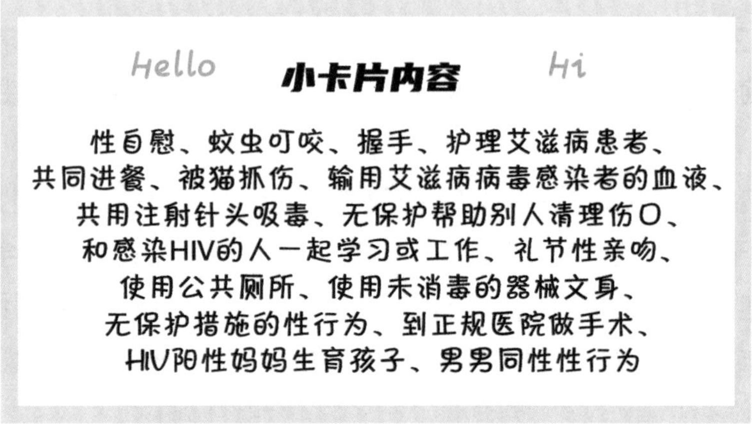

小卡片内容

Hello　　　　　Hi

性自慰、蚊虫叮咬、握手、护理艾滋病患者、
共同进餐、被猫抓伤、输用艾滋病病毒感染者的血液、
共用注射针头吸毒、无保护帮助别人清理伤口、
和感染HIV的人一起学习或工作、礼节性亲吻、
使用公共厕所、使用未消毒的器械文身、
无保护措施的性行为、到正规医院做手术、
HIV阳性妈妈生育孩子、男男同性性行为

图2-3-19　小卡片行为内容

（图2-3-19解说稿）我想邀请17位同学来和我一起玩这个游戏，我会给每位同学发一张行为卡片。同学们拿到卡片后，请根据自己对于艾滋病相关知识的认知，判断卡片上的行为会不会导致感染艾滋病。如果你认为会感染，那么请站在左边；如果你认为不会感染，请站在右边；如果你不确定或者不知道会不会感染，请站在中间。

给大家2分钟的时间进行站队。（等待2分钟）同学们都站好队了吗？都站好了，很好。

拿到卡片以后，同学们可以将自己手中的卡片举起来，相互之间看一看。

请大家观察一下目前的站队结果，有没有同学对现在的站队结果有异议？

哦，有！请这位有异议的同学说一下：你为什么认为有同学的站队是错误的呢？你认为他们站错的理由是什么呢？

嗯，这位同学说出了理由，其他同学是否认同这样的分析呢？如果不认同，你的观点是什么呢？

好，谢谢这位同学分享自己的观点，其他同学还有异议吗？如果没有的话，现在给手持卡片的同学们 20 秒，请大家重新站队。

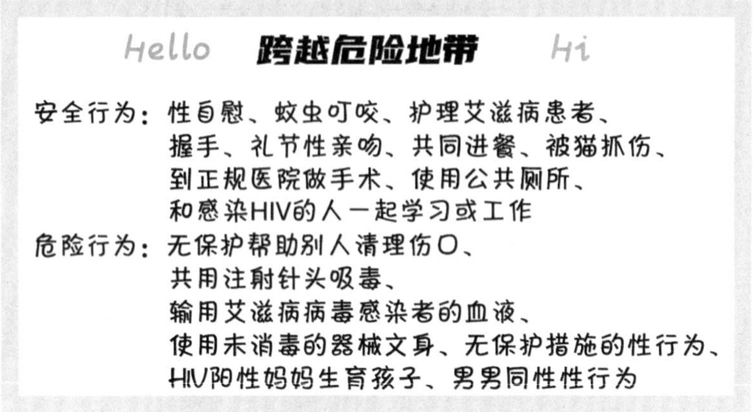

图 2-3-20 安全行为与危险行为

（图 2-3-20 解说稿）好，现在所有同学的站队都是正确的啦，非常感谢大家的配合！请所有的同学回到自己的位置上，然后我们一起来总结一下哪些是安全行为、哪些是危险行为。

安全行为包括性自慰、蚊虫叮咬、护理艾滋病患者、握手、礼节性亲吻、共同进餐、被猫抓伤、到正规医院做手术、使用公共厕所、和感染 HIV 的人一起学习或工作等。

危险行为包括无保护帮助别人清理伤口、共用注射针头吸毒、输用艾滋病病毒感染者的血液、使用未消毒的器械文身、无保护措施的性行为、HIV 阳性妈妈生育孩子、男男同性性行为等。

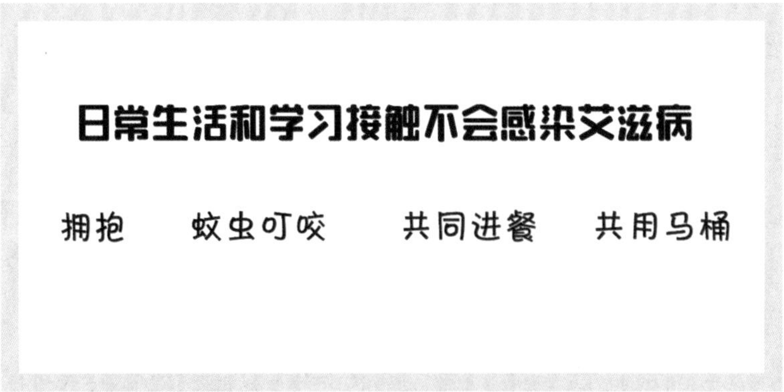

图 2-3-21 日常接触不会感染艾滋病

（图 2-3-21 解说稿）通过对安全行为和危险行为的学习，我们可以知道，日常生活和学习接触（如拥抱、共同学习、共同进餐等行为）是不会感染艾滋病的！

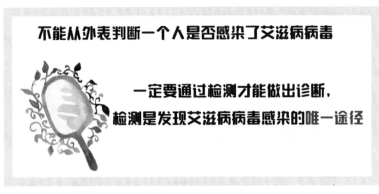

图 2-3-22 不能从外表判断是否感染了艾滋病病毒

（图 2-3-22 解说稿）我们不能从外表判断一个人是否感染了艾滋病病毒。艾滋病病毒感染者的外表与健康人无明显区别。一定要通过检测才能做出诊断，检测是发现艾滋病病毒感染的唯一途径。

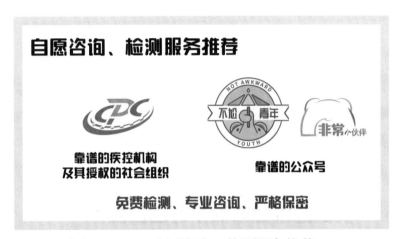

图 2-3-23 自愿咨询、检测服务推荐

（图 2-3-23 解说稿）这里给大家推荐一些能够提供免费自愿咨询、检测服务的方式。一种是靠谱的疾控机构及其授权的社会组织，另一种是靠谱的公众号（如"非常小伙伴"和"不尴青年"）。这 2 种都能提供免费检测、专业咨询、严格保密的服务。

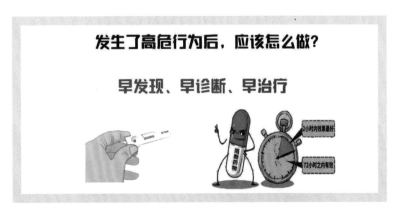

图 2-3-24 早发现、早诊断、早治疗

（图 2-3-24 解说稿）有些同学可能会问，发生了高危行为（如共用针具吸毒、不安全性行为等）后，应该怎么做？还是那句话，早发现、早诊断、早治疗。千万不要因为害怕而一拖再拖，导致错过最佳的治疗时间。

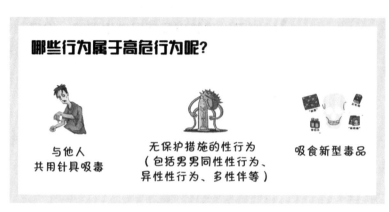

图 2-3-25　辨析高危行为

（图 2-3-25 解说稿）究竟哪些行为属于高危行为呢？①与他人发生无保护措施的性行为，包括男男同性性行为、异性性行为、多性伴等，可能会通过性传播感染 HIV；②与他人共用针具吸毒，可能会通过血液传播感染 HIV；③吸食新型毒品后，会对性有强烈刺激反应，可能会通过性传播感染 HIV；④到非正规场所进行拔牙、文身等，可能因使用的器具未经严格消毒，从而导致通过血液传播感染 HIV。

我们应该怎样保护好自己呢？

"1A2B3C4D" 原则

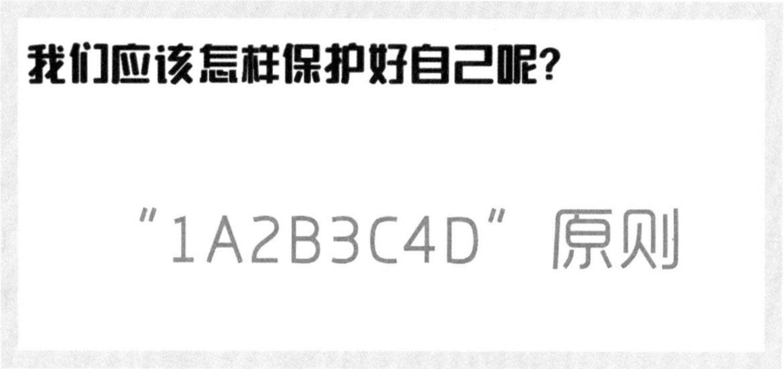

图 2-3-26　预防艾滋病的原则

（图 2-3-26 解说稿）那么我们应该怎样保护好自己呢？这里送给大家一个护身小锦囊——"1A2B3C4D"原则。

> # "1A2B3C4D" 原则
>
> ## A、禁欲（abstinence）未成年人避免发生性行为，青少年应尽量推迟首次发生性行为的时间
>
> ### 过早地发生性行为，会对自己的身体、心理造成伤害

图 2-3-27　禁欲

（图 2-3-27 解说稿）首先，1A 指禁欲。未成年人要避免发生性行为，青少年应尽量推迟首次发生性行为的时间。为什么要推迟首次发生性行为的时间呢？因为青少年的身体还没有完全发育成熟，过早地发生性行为，会对自己的身体和心理造成伤害。

> # "1A2B3C4D" 原则
>
> ## B、忠诚（be faithful）
>
> ### 忠于伴侣，避免多性伴
>
> ## 负责任（be responsible）
>
> ### 发生性行为不会对自己和他人造成伤害

图 2-3-28　忠诚和负责任

（图 2-3-28 解说稿）其次，2B 指忠诚和负责任。我们要忠于伴侣，避免多性伴的情况出现。同时，我们要做一个负责任的人，要确保即使发生性行为也不会对自己和他人造成伤害。

> # "1A2B3C4D" 原则
>
> ## 什么是负责任的性决定？
>
> ### 建立健康的性价值观！
>
> - 身体条件允许
> - 心智足够成熟
> - 外部环境适合
> - 双方知情同意
> - 充分沟通
> - 尊重彼此底线
> - 尊重彼此节奏
> - 双方的愉悦与安全
> - 风险的控制和应对

图 2-3-29　负责任的性决定

（图2-3-29解说稿）究竟什么是负责任的性决定呢？最重要的是建立健康的性价值观。在发生性行为时，需要思考很多方面的问题，如我们的身体条件允不允许、我们的心智成不成熟、外部环境适不适合等。思考完这些问题之后再做出性决定，才是对自己和他人负责。

图2-3-30　树立观念及正确使用安全套

（图2-3-30解说稿）再次，3C包括观念、安全套、咨询和检测。第一个C（concept）指树立自己是健康第一责任人的观念。第二个C（condom）指我们要拒绝不安全的性行为，发生性行为时要正确使用安全套。

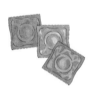

图2-3-31　安全套的优点

（图2-3-31解说稿）正确使用安全套既可以达到避孕的效果，也可以预防艾滋病及其他性病。一个安全套具有三重功效！

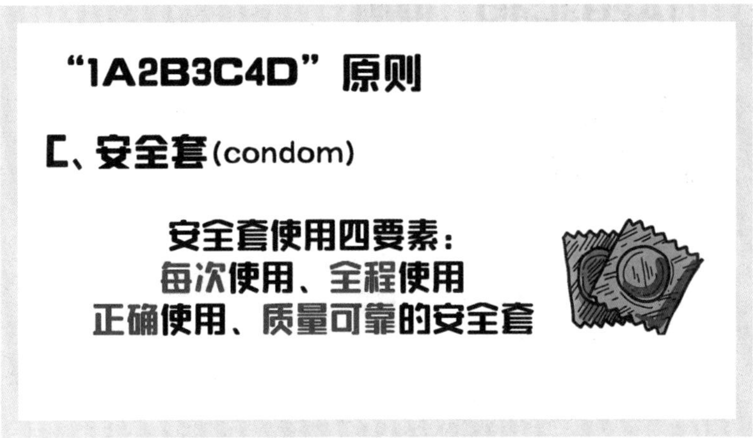

图 2-3-32　安全套使用四要素

（图 2-3-32 解说稿）这甲温馨提醒大家：使用安全套时要想达到三重功效，在发生性行为时，需要每次、全程、正确使用质量可靠的安全套。

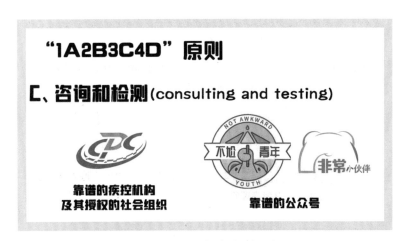

图 2-3-33　咨询和检测

（图 2-3-33 解说稿）第三个 C（consulting and testing）指咨询和检测，这方面内容前面已经提及，一定要选择靠谱的地方！

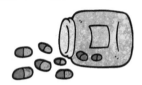

图 2-3-34　介绍

（图 2-3-34 解说稿）最后，4D 包括治疗性病等疾病、抗病毒药物治疗、暴露后药物预防、暴露前药物预防。

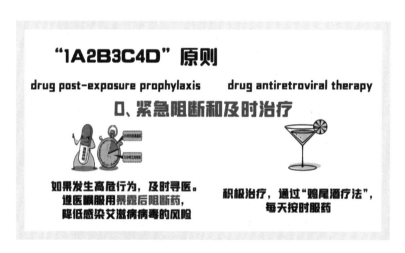

图 2-3-35　4D 总结

（图 2-3-35 解说稿）简单总结一下，4D 就是紧急阻断和及时治疗。发生高危行为后，要及时寻找医生的帮助，遵医嘱服用暴露后阻断药。艾滋病病毒感染者通过"鸡尾酒疗法"，坚持每天按时服药，积极治疗，是可以有效延长寿命的。

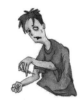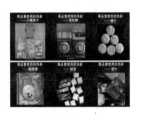

图 2-3-36　远离毒品

（图 2-3-36 解说稿）此外，我们还要远离毒品。可能有些同学很好奇，我们今天的主题不是艾滋病吗？怎么跟远离毒品有关系？毒品可以分为传统毒品和新型毒品。吸食者一般通过共用针头、注射器进行静脉注射来吸食传统毒品，从而很容易通过血液传播感染艾滋病病毒。新型毒品一般有致幻作用，有 80.3% 吸食过新型毒品的人承认新型毒品对性有强烈的刺激作用，吸食后会产生性冲动和性欲望，容易通过性传播感染艾滋病病毒。因此要"珍爱生命、远离毒品"。

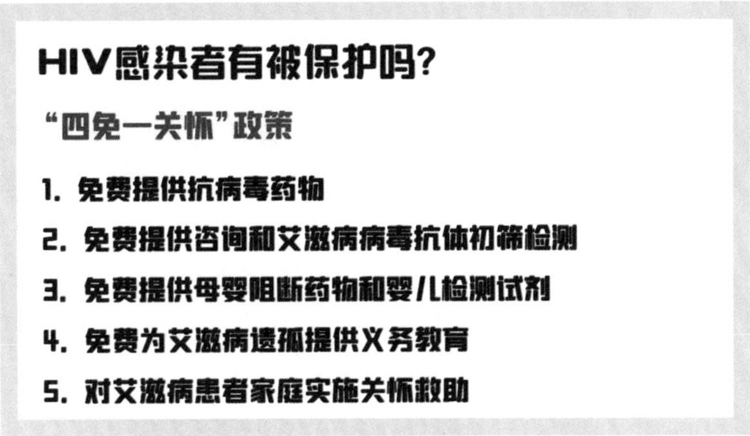

图 2-3-37　"四免一关怀"政策

（图 2-3-37 解说稿）我们在学习如何保护好自己，那么国家有没有相关政策保护艾滋病感染者呢？当然有！我们国家有"四免一关怀"政策保护他们！如会提供免费的抗病毒药物等。

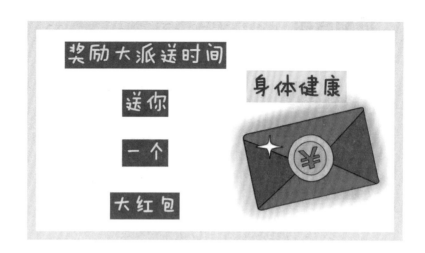

图 2-3-38　结语

（图 2-3-38 解说稿）关于艾滋病的知识就分享到这里了！现在是奖励大派送时间，送大家一个大红包，祝大家身体健康！有机会我们再见面学习吧！

第四节 促进艾滋病检测
——"检"简单单

一、课程目标

（1）认知目标：了解艾滋病自检的意义和重要性。

（2）态度与情感目标：培养高中／中职以上学生重视艾滋病自检。

（3）能力或问题解决目标：掌握艾滋病自检的时机、方法以及对检测结果的解读与应对。

二、课程适合的教学对象

高中／中职以上学生。

三、课程参加人数

60人。

四、课程推荐时长

45分钟。

五、课程主要知识点

艾滋病自检的意义和方法。

六、思维导图

促进艾滋病检测思维导图详见图2-4-1。

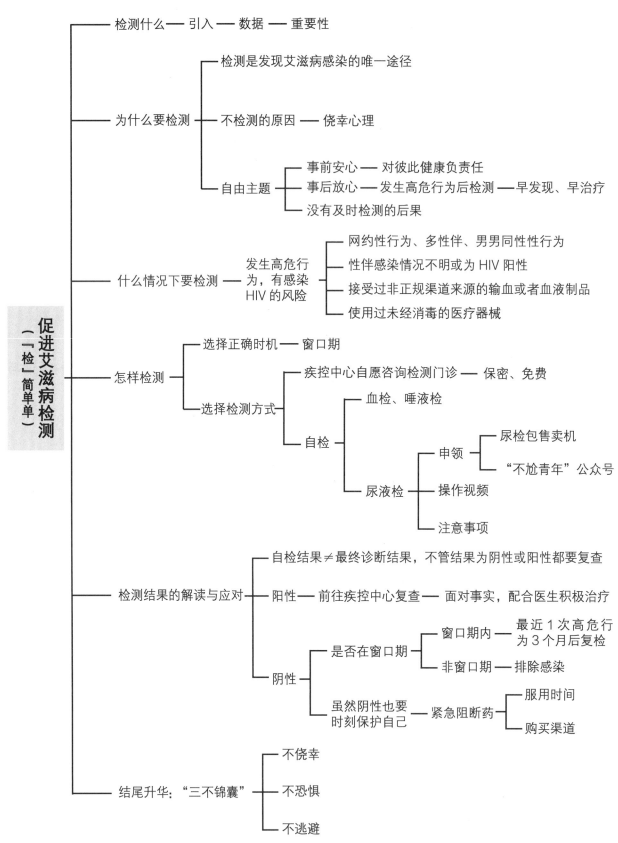

图 2-4-1　促进艾滋病检测思维导图

图 2-4-2 "检"简单单

（图 2-4-2 解说稿）（自我介绍）今天要跟大家分享的主题叫作促进艾滋病检测——"检"简单单。

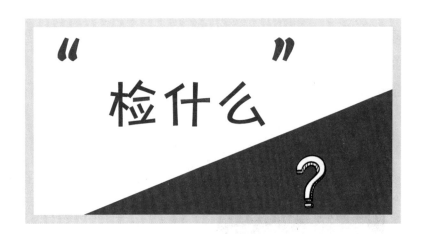

图 2-4-3 检测的引入

（图 2-4-3 解说稿）新型冠状病毒感染疫情期间，隔三岔五地做核酸检测成了大家的生活日常，相信大家对核酸检测的必要性和重要性都有一定的了解。那除了核酸检测，大家有没有听说过艾滋病检测呢？大家认为青年学生有必要做艾滋病检测吗？（互动一下）

嗯，有人说有必要，也有人说没有必要。那究竟有没有必要呢？

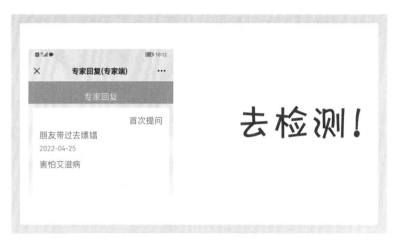

图 2-4-4 案例分析

（图 2-4-4 解说稿）我们先来看看这个案例。有一天，在广东省青少年性健康艾滋病预防友好服务平台——微信公众号"不尬青年"上，有一位小伙伴向专家提出了咨询，说自己被朋友带去嫖娼了，现在很害怕会感染艾滋病。

各位在座的同学，假如你是专家，你会怎么回复这位小伙伴呢？（互动一下）

我听到有同学说："害怕是无济于事的，他现在最需要的是去检测。"

这位同学回答得很好，对的，这位小伙伴现在最需要的是去检测。

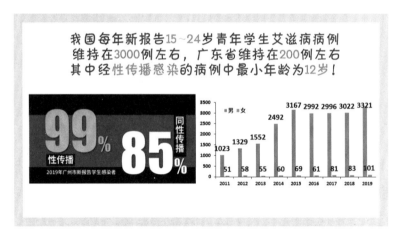

图 2-4-5 我国青年学生的感染数据

（图 2-4-5 解说稿）相关报告结果显示，近几年，我国每年新报告 15 ~ 24 岁的青年学生艾滋病病例维持在 3000 例左右，广东省维持在 200 例左右。这些青年学生的感染途径以性传播为主，其中超过 80% 的是男男同性性行为传播，且呈低龄化趋势，经性传播感染艾滋病的学生中，年龄最小的只有 12 岁，男女生都有。

上述那位咨询专家的小伙伴的经历，以及所报告的青年学生的感染数据告诉我们，当代青年学生的性观念及性行为较为开放，艾滋病离同学们并不遥远。不管谁发生了高危行为，都有可能感染艾滋病。因此，我们每位同学都应该主动地学习了解艾滋病的预防知识，

懂得在发生性行为的时候，要做到安全至上。说到安全至上，想问问大家，你们知道怎样才能做到安全至上吗？（互动一下）

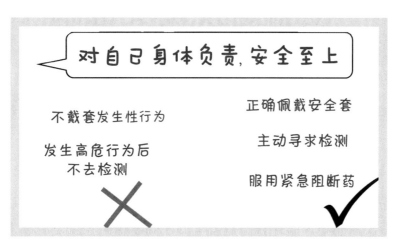

图 2-4-6　高危行为辨析

（图 2-4-6 解说稿）嗯，对的，安全至上指要做出负责任的性行为决定，不发生高危性行为！要做到发生性行为时会使用安全套，发生高危性行为后主动寻求检测、服用紧急阻断药！由此可见，安全性行为的相关知识学问多多！接下来，我们一起来深入学习、探讨有关艾滋病检测的几个问题。

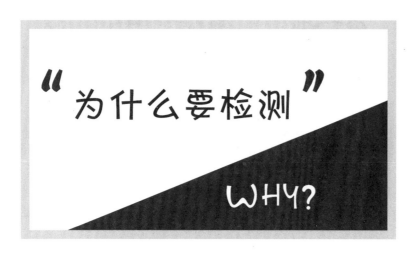

图 2-4-7　检测原因的引入

（图 2-4-7 解说稿）首先，我们来看看为什么要检测？

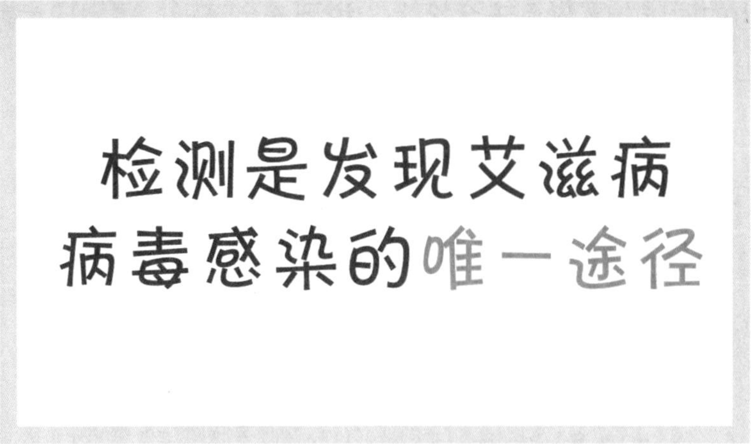

检测是发现艾滋病
病毒感染的唯一途径

图 2-4-8 检测的必要性

（图 2-4-8 解说稿）检测是发现艾滋病病毒感染的唯一途径。艾滋病跟其他疾病不同，它非常隐蔽，从一个人的外表上是没有办法判断这个人有没有感染艾滋病病毒的。所以检测显得尤为重要。

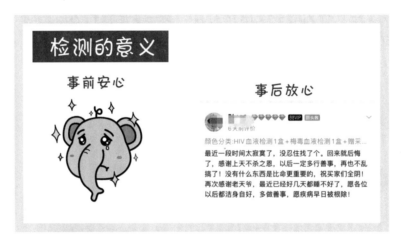

图 2-4-9 检测的意义

（图 2-4-9 解说稿）然后，我们来看看检测有什么意义呢？

检测的意义包括事前安心、事后放心。这听着很像广告词对不对，大家别误会，这里不是来介绍保险的。

那么，这个事前安心和事后放心说的是什么呢？

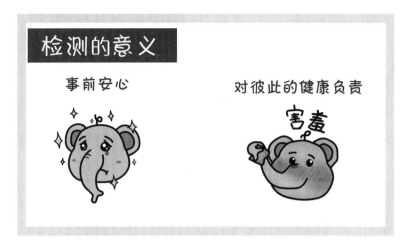

图 2-4-10　事前检测的意义

（图 2-4-10 解说稿）事前安心是说，跟伴侣甜甜蜜蜜按捺不住的时候，留一丝理智，做个检测。这不是不信任对方，也不是觉得对方有病，两个人一起做个检测，实际上是对彼此的健康负责。

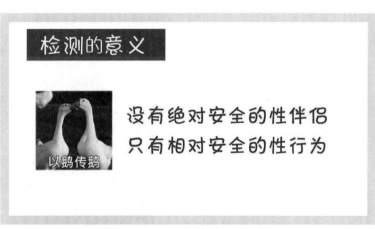

图 2-4-11　事前检测的总结

（图 2-4-11 解说稿）况且，没有绝对安全的性伴侣。即便你只有一个性伴侣，他 / 她是你的唯一性伴，但是你没有办法确认他 / 她是不是只有你一个性伴侣，而且他 / 她之前跟多少人发生过无保护的性行为，你也不知道。因此，只有相对安全的性行为是我们能够控制的。相对安全的性行为，就包括事前检测，以及在性行为中正确佩戴安全套，把安全值在我们的能力范围内拉满。

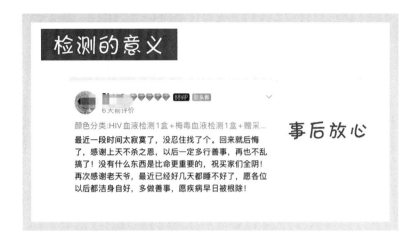

图2-4-12　事后检测的意义

（图2-4-12解说稿）那事后放心说的是什么呢，有没有同学猜到？没错，就是有人已经发生了高危行为，整个人像热锅上的蚂蚁，又慌乱又后悔，这时候能够让提起来的心放下去的方法就是去做检测，确认自己有没有在高危行为中感染艾滋病病毒。

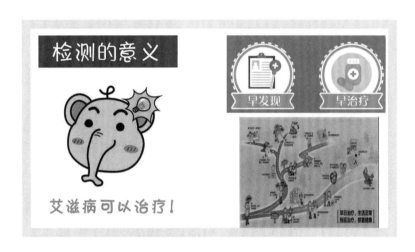

图2-4-13　事后检测的结果应对

（图2-4-13解说稿）如果检测发现自己感染了艾滋病病毒，是不是就无能为力，只能写遗书了呢？当然不是，艾滋病是可以治疗的。

一个人如果感染了艾滋病病毒，只要早检测、早发现、早治疗，不让病毒对身体进行更大程度的破坏，是可以享有和健康人一样的生活的，但如果拖延治疗，不仅会损害自己的健康，还会带来沉重的经济负担。

曾经有个大二的男生，与数十个人发生了男男性行为，却没有定期去做检测，感染艾滋病病毒之后因为没有及时做检测，错过了最佳的治疗时机。病毒攻破其免疫系统之后，导致了严重的机会性感染，甚至濒临死亡。为挽回他的生命，他父母把外出打工十几年辛苦积攒下来的二十多万元花了个精光，可谓教训惨痛。

检测这么有必要，这么有意义，那是不是要隔三岔五做检测呢？（互动一下）

图 2-4-14 什么情况下要检测

（图 2-4-14 解说稿）当然不是！如果大家没有发生高危行为，是不需要做检测的。那什么情况下、哪些人需要做艾滋病检测呢？让我们一起来了解一下。

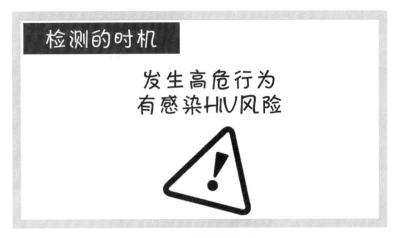

图 2-4-15 检测的时机

（图 2-4-15 解说稿）简而言之，就是发生了高危行为，有感染 HIV 风险的时候，需要做检测。看到有同学点头附和，但实际上却一脸茫然，高危行为有哪些啊？这很抽象对不对，来，我们让它具体一点。

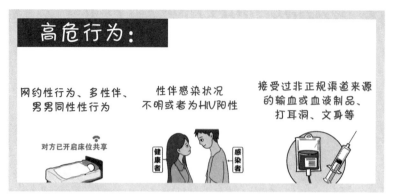

图 2-4-16　高危行为类型

（图 2-4-16 解说稿）需要检测的高危行为或情形包括网约性行为、多性伴以及男男同性性行为等行为，性伴感染状况不明或者为 HIV 阳性等情形。以上行为或者情形哪怕只有一次没有采取保护措施都是高危的。

此外，接受过非正规渠道来源的输血或输用血液制品，以及进行打耳洞、文身等这些会接触体液的行为时，如果使用了没有经过消毒的器械，也需要通过检测来判断自己是否感染了艾滋病病毒。

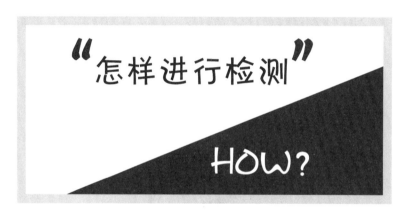

图 2-4-17　检测的方法

（图 2-4-17 解说稿）以上介绍了哪些人和哪些情形需要做艾滋病检测，接下来我们看看如何做检测？

图 2-4-18　选择科学的检测时机

（图2-4-18解说稿）首先，我们需要选择一个科学的检测时机。为什么做个检测还要挑日子呢，总不会还要沐浴焚香甚至吃斋念佛吧。

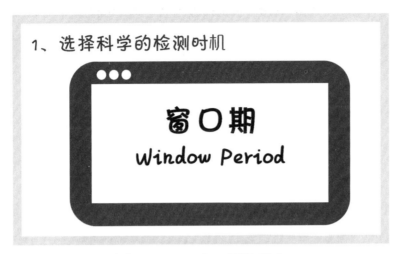

图2-4-19　窗口期的引入

（图2-4-19解说稿）这倒不至于。我们要挑选的时机很简单，就是要避开窗口期。

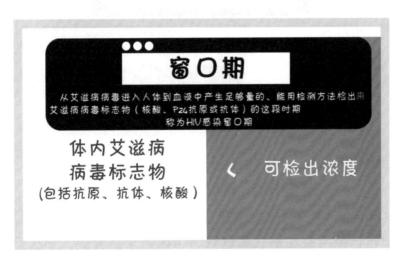

图2-4-20　窗口期的定义

（图2-4-20解说稿）那么窗口期是什么呢？窗口期是指从艾滋病病毒进入人体，到血液中产生足够量的病毒标志物，包括抗原、抗体、核酸，并能用检测方法检出来的一段时期。通俗来讲，就是在窗口期的时候，体内的艾滋病病毒标志物数量还很少，无法检测出来。在窗口期，虽然标志物检测不出来，但人体内实际上已经有艾滋病病毒，具备传染性。目前，国家的技术规范规定窗口期是2～12周。窗口期的长短与诊断方法、试剂有关，也与个人的反应有关。一般而言，发生高危行为后，抗体3周左右可以检测出，6周时可以达到99.8%的检测率，抗原2周左右、核酸1周左右可以检测出。理解起来还是很复杂对不对，没关系，我们直接按建议进行检测就可以了。

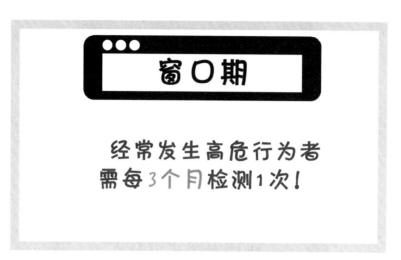

图 2-4-21　高危人群的检测频率

（图 2-4-21 解说稿）如果是经常发生高危行为的人，最好能够每 3 个月检测 1 次。

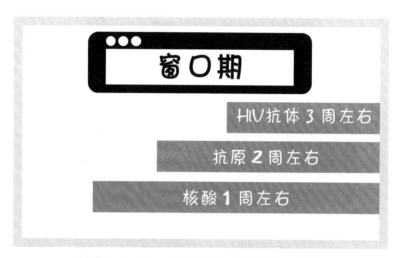

图 2-4-22　常用检测方式的窗口期

（图 2-4-22 解说稿）如果不是经常发生高危行为，而是就发生了 1 次高危行为之后，很惶恐，很想知道自己是不是在那次高危行为中感染了艾滋病，那么可以按照选择检测的方式来计算窗口期。HIV 抗体通常在发生高危行为之后 3 周左右能够检测出，抗原在 2 周左右能够检测出，核酸在 1 周左右能够检测出。

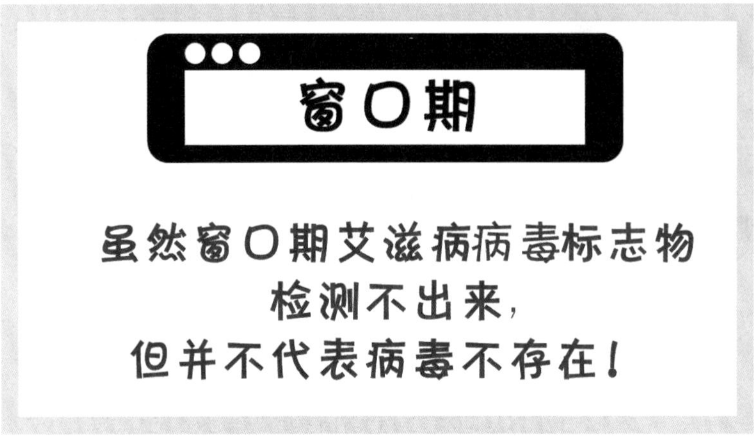

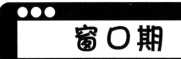

图2-4-23　窗口期的注意事项

（图2-4-23解说稿）但是要注意，虽然病毒在窗口期检测不出来，但并不代表病毒不存在。这个时候仍然可能具有传染性，因此不能一看到检测结果是阴性就大胆地跟其他人继续发生高危行为，这同样是有风险的。

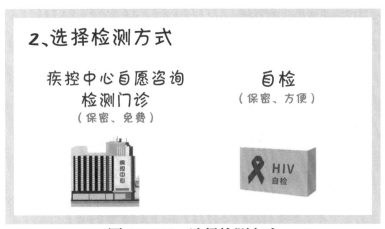

图2-4-24　选择检测方式

（图2-4-24解说稿）相信大家现在都知道要避开窗口期去做检测了，然后就是选择去哪里做检测。有2种可以做检测的方式供大家选择。一种是疾控中心和医疗机构的自愿咨询检测门诊，保密且免费。另一种是自检，方便又快捷。如果不想让其他人知道自己做了检测的话，自检是私密性最高的检测方式。近年来自检备受推崇，下面重点向大家介绍一下自检。

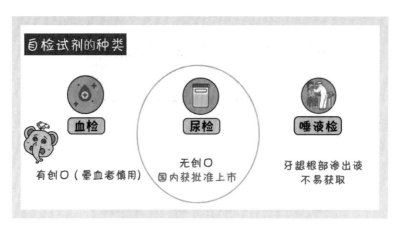

图 2-4-25　自检试剂的种类

（图 2-4-25 解说稿）类似于新冠核酸检测有咽拭子和鼻拭子，自检试剂也有许多种类。目前，我国市面上可以买到的自检试剂包括血液检测试剂、唾液检测试剂和尿液检测试剂 3 种，其中尿液自检试剂是唯一获药监部门批准可以上市的自检试剂。这 3 种自检试剂都是检测抗体的，因此要在发生高危行为后 3 周左右进行检测。

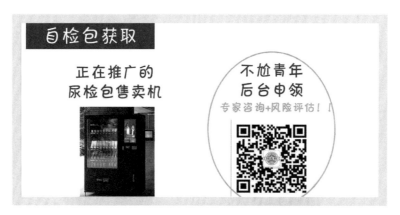

图 2-4-26　自检包的获取途径

（图 2-4-26 解说稿）尿液自检试剂是我国在全球的首创，广东省有一些高校已经安装了尿液自检试剂售卖机。如果学校没有售卖，同学们需要的话，可以关注微信公众号"不尴青年"，该公众号上提供自检包申领的服务，还提供专家咨询和风险评估服务。

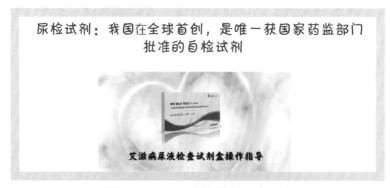

图 2-4-27　尿检的操作视频

（图2-4-27解说稿）由于尿检试剂对很多同学来说还比较陌生，下面我们来看一下尿检试剂的具体使用方法（观看视频）。

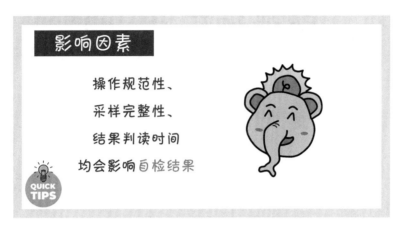

图2-4-28 自检结果的影响因素

（图2-4-28解说稿）虽然尿液自检操作并不复杂，但有一些因素会影响到自检的结果。如操作规范性、采样完整性、结果判读时间以及自身的身体状况等，都会影响自检结果。

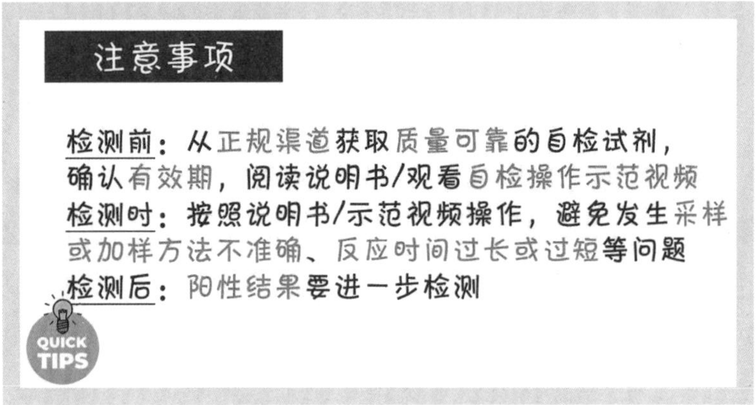

图2-4-29 自检的注意事项

（图2-4-29解说稿）在此，提醒大家几个注意事项。一是检测前：需要从正规渠道获取质量可靠的自检试剂，并确认试剂的有效期，需阅读说明书或观看自检操作示范的视频。

二是检测时：需要严格按照试剂说明书或参照自检操作示范视频进行操作，避免因采样或加样方法不准确、反应时间过长或过短等而导致检测结果不准确。

三是检测后：阳性结果要进一步检测。

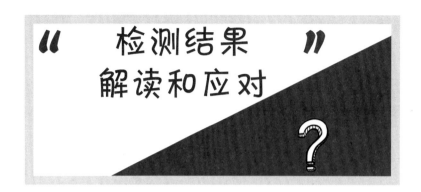

图 2-4-30　检测结果的解读和应对

（图 2-4-30 解说稿）检测完之后，对于具体的结果应该要如何解读和应对呢？让我们一起继续往下了解。

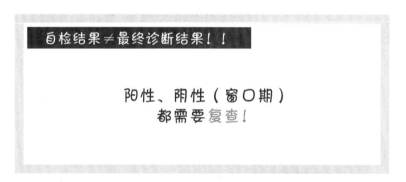

图 2-4-31　需要复查的自检结果

（图 2-4-31 解说稿）我们需要知道，自检结果不等于最终诊断结果。可能有人会说，试剂上都显示 2 条杠了，复查还能把它变成 1 条杠不成。确实没有那么神奇，只不过自检结果会受到上述所说那些因素的影响，如果得到的是假阴性结果或假阳性结果，需要通过复查进行再一次的确认。

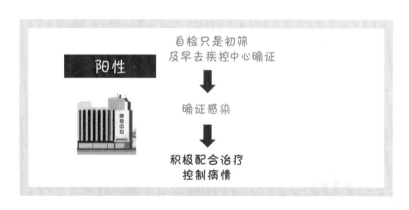

图 2-4-32　自检结果为阳性的应对

（图 2-4-32 解说稿）自检结果为阳性时，先不要着急，自检只是初筛，还需要及时去疾控中心或医疗机构进行确证。如果确证结果还是阳性的话，那么感染就是确定的事情了。接下来需要做的是以积极的态度面对感染的事实，只要积极配合治疗、控制病情发展，感染者的人生可以像健康人一样精彩。

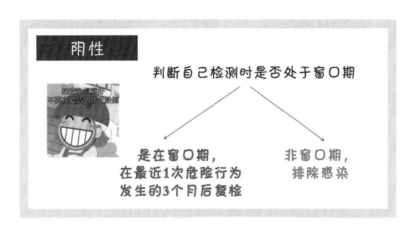

图 2-4-33　自检结果为阴性的应对

（图 2-4-33 解说稿）自检结果为阴性时，需要评估检测时是否处于窗口期，如果是在窗口期，需要从最近 1 次危险行为发生那天算起的 3 个月后进行复检。如果这次检测并非在窗口期，即可排除感染。

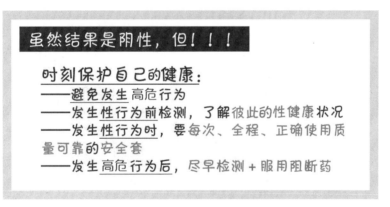

图 2-4-34　保护健康指南

（图 2-4-34 解说稿）同时，需要提醒自己，自检结果为阴性只能说明本次高危行为没有造成感染，以后还要时刻注意保护自己的健康，要做到以下几点：①避免发生高危行为；②发生性行为前检测，把发生性行为前检测当作一种仪式，了解彼此的性健康状况，及时止损，对双方都大有裨益；③发生性行为时，要每次、全程、正确使用质量可靠的安全套；④万一发生了高危行为，要尽早检测并及时服用阻断药。

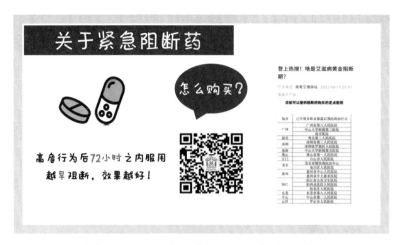

图 2-4-35　紧急阻断药的获取地点

（图 2-4-35 解说稿）关于服用阻断药，需要注意的是：在发生高危行为后，需要及早服用紧急阻断药，越早服用，阻断率越高，72 小时内仍然有自救的机会。紧急阻断药可以在当地的艾滋病抗病毒治疗定点医院购买，各地定点医院的联系方式大家可以关注"南粤艾情驿站"微信公众号，从推文《登上热搜！啥是艾滋病黄金阻断期？》中获取，然后尽快去购买，这时候时间就是生命。

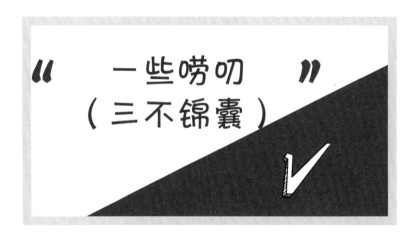

图 2-4-36　"三不锦囊"

（图 2-4-36 解说稿）以上就是跟大家分享的几个有关艾滋病检测的问题。这里还想送给大家 1 个有关检测的"三不锦囊"。

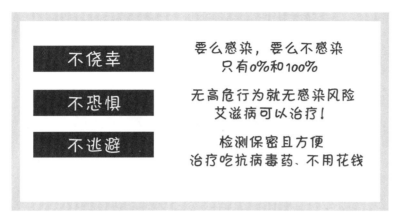

图2-4-37　艾滋病检测总结

（图2-4-37解说稿）首先，就是不侥幸。发生了高危行为之后，只会面临2种结果，要么感染，要么不感染。总有一些人觉得，不会发生过1次高危行为就感染上艾滋病。侥幸心理要不得，对于自己的身体健康，我们需要多加关注，侥幸心理并不能帮我们阻挡病毒。侥幸绝对不是保护我们的武器，可能还会让我们一次次面临胆战心惊。

其次，就是不恐惧。只要不发生高危行为，就不会有感染HIV的风险。万一感染了，艾滋病也是可以治疗的，而且国家还会提供免费的抗病毒药物，也会有相应的治疗效果。

最后，就是不逃避。有些人担心隐私暴露，担心治疗费用，觉得自己不检测就不用面对感染的事实，想要逃避，这是非常不利于自己的。艾滋病不仅检测方式保密、免费，而且治疗药物由国家免费提供，隐私权受国家保护，相关问题只要勇敢面对都有解决的办法。

图2-4-38　结语

（图2-4-38解说稿）希望这个主题的分享能帮助大家做到"爱自己，'艾'检测"。谢谢大家。

第五节 毒品与艾滋病
—— "毒" 孤求 bye

一、课程目标

(1) 认知目标：了解毒品与艾滋病的相关知识。

(2) 态度与情感目标：培养珍爱生命、远离毒品的观念。

(3) 能力或问题解决目标：认识毒品并学会拒绝毒品。

二、课程适合的教学对象

初中以上学生。

三、课程参加人数

40～100人。

四、课程推荐时长

30～40分钟。

五、课程主要知识点

拒绝毒品与预防艾滋病。

六、思维导图

毒品与艾滋病思维导图详见图2-5-1。

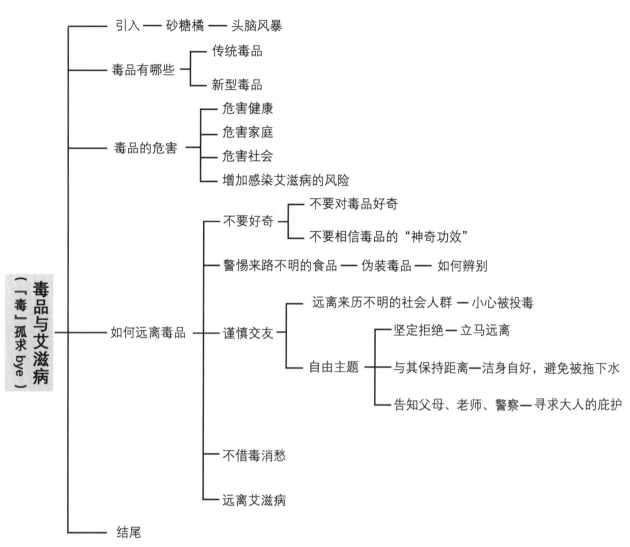

图 2-5-1 毒品与艾滋病思维导图

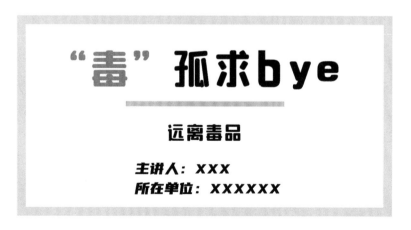

图 2-5-2 "毒"孤求 bye

（图 2-5-2 解说稿）同学们，大家好！大家看到这个标题，就知道接下来要分享的是与毒品有关的内容了。

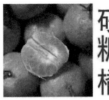

图 2-5-3 毒品的引入

（图 2-5-3 解说稿）想问问在座的同学有喜欢吃砂糖橘的吗？嗯，大家说有！它的味道让人很上瘾，一吃就停不下来，因此有人评价砂糖橘让人欲罢不能，说它"有毒"。但是想问大家，砂糖橘是真正的毒品吗？真正的毒品是什么呢？（互动一下）

图 2-5-4 毒品的定义

（图 2-5-4 解说稿）我们来看看毒品的定义。根据《中华人民共和国刑法》第357 条规定：毒品是指鸦片、海洛因、甲基苯丙胺（冰毒）、吗啡、大麻、可卡因以及国家规定管制的其他能够使人形成瘾癖的麻醉药品和精神药品。所以砂糖橘是毒品吗？当然不是，砂糖橘只是普通的水果。

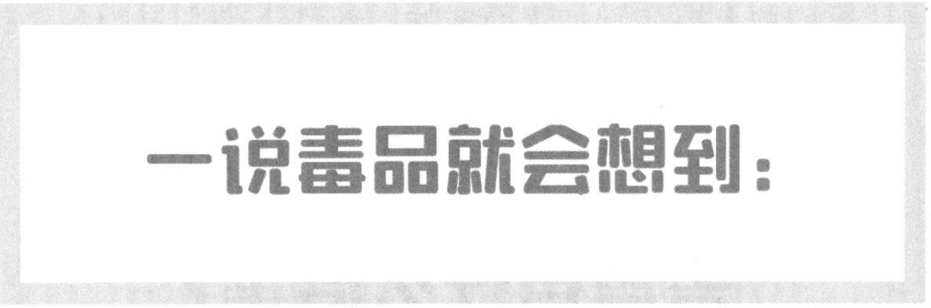

一说毒品就会想到：

图 2-5-5　头脑风暴

（图 2-5-5 解说稿）那一说到毒品，大家会想到什么呢？我们来快速联想一下！名词、动词、形容词，什么词语都可以，这里先说第一个词语：针筒注射。（互动，让同学们头脑风暴说出各自想到的词语。）

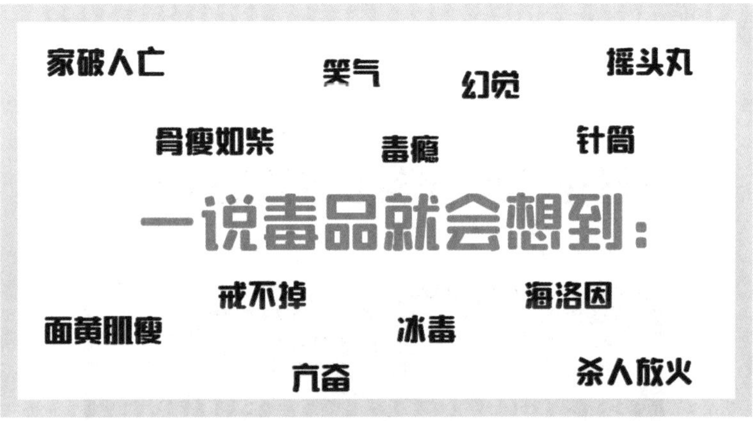

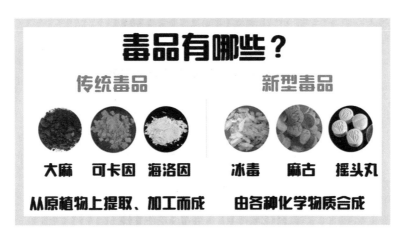

图 2-5-6　毒品的快速联想

（图 2-5-6 解说稿）刚刚大家说了很多词语，都说得很好。这里也预设了一些可能的答案。其中，有一些是毒品的种类，有一些是毒品的注射方式，还有一些是吸毒后的后果。下面，我们一起深入了解、学习有关毒品及其危害、如何远离毒品等知识。

图 2-5-7　传统毒品与新型毒品

（图 2-5-7 解说稿）首先，我们来看看毒品有哪些呢？毒品分为传统毒品和新型毒品，传统毒品是从原植物上提取、加工而成的，新型毒品则是由各种化学物质合成的。

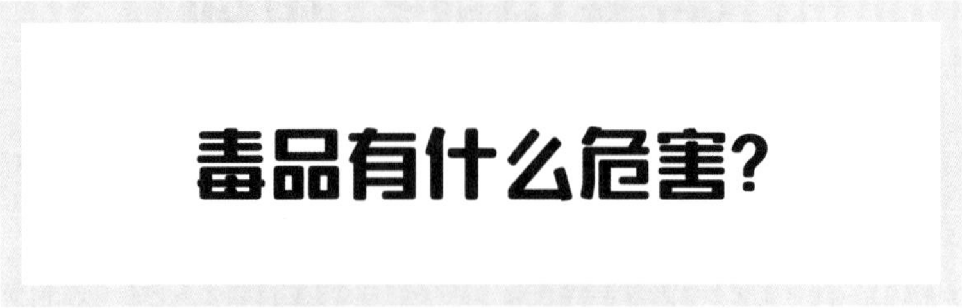

毒品有什么危害?

图 2-5-8　毒品的危害

（图 2-5-8 解说稿）然后，我们来看看毒品有什么危害？前面头脑风暴的时候，大家有说到吸毒会让人家破人亡、危害健康等，确实这些都是吸食毒品的危害。吸毒具体会让人怎么样，我们来看 1 个案例。

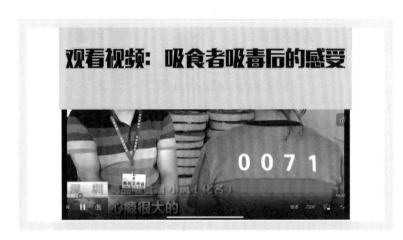

图 2-5-9　观看视频

（图 2-5-9 解说稿）（观看视频）这是 1 个吸食者吸毒后的真实感受。

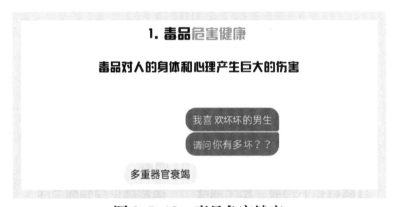

图 2-5-10　毒品危害健康

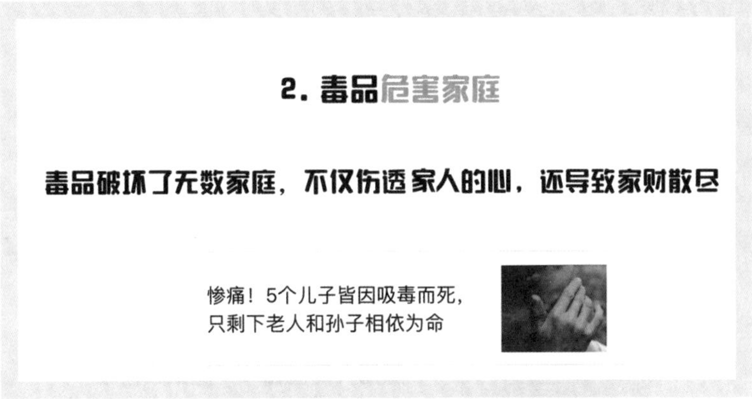

图 2-5-11　毒品危害家庭

（图 2-5-10 和图 2-5-11 解说稿）毒品不仅仅会摧毁人的身心健康，更会破坏无数的家庭。

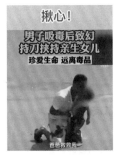

图 2-5-12　毒品危害社会

（图 2-5-12 解说稿）此外，毒品还会催生很多违法犯罪案件。

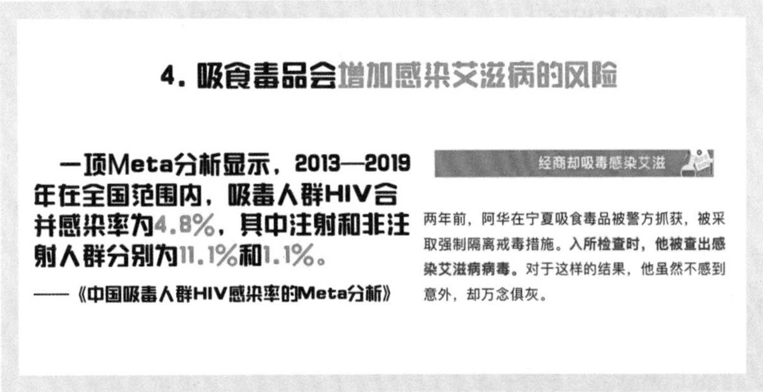

图 2-5-13　吸食毒品会增加感染艾滋病的风险

（图 2-5-13 解说稿）毒品的危害除了上述几类，吸食毒品还会增加感染艾滋病的风险。

一项研究数据显示：2013—2019 年在全国范围内，吸毒人群 HIV 合并感染率为 4.8%，其中注射和非注射人群的感染率分别为 11.1% 和 1.1%。

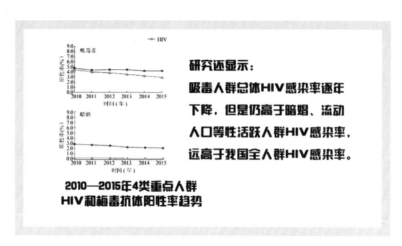

图 2-5-14　吸毒人群 HIV 感染率的数据展示

（图 2-5-14 解说稿）另有研究数据显示：吸毒人群总体 HIV 感染率逐年下降，但是仍高于暗娼、流动人口等性活跃人群 HIV 感染率，远高于我国全人群 HIV 感染率。

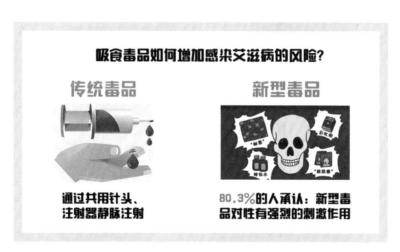

图 2-5-15　吸食毒品如何增加感染艾滋病的风险

（图 2-5-15 解说稿）吸毒是如何增加艾滋病感染风险的呢？在吸食传统毒品的时候，如果共用针头或者注射器，会有血液传播艾滋病的风险。

80.3% 的人承认新型毒品对性有强烈的刺激作用，吸食新型毒品会因产生高危的性行为而传播 HIV。可见毒品的危害是无穷无尽的。

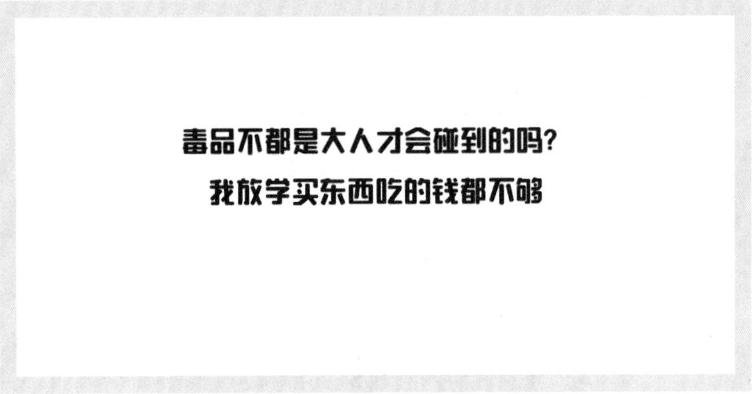

毒品不都是大人才会碰到的吗？
我放学买东西吃的钱都不够

图2-5-16　毒品离我们有多远

（图2-5-16解说稿）上学时，听禁毒教育课的时候，我们可能会这样想，毒品这些东西离我也太遥远了吧，这不都是大人才会遇到的事情吗？学生1个星期能有十几块零花钱放学买个零食都是梦幻般的生活了，哪有钱买毒品啊？后来，看到身边确实有同学陷入毒坑以后才发现，原来当初太傻、太天真。

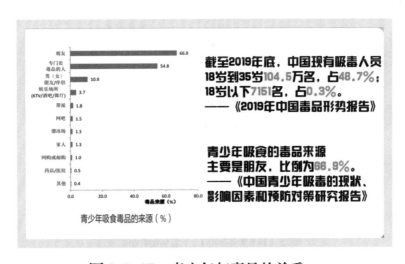

青少年吸食毒品的来源（%）

截至2019年底，中国现有吸毒人员18岁到35岁104.5万名，占48.7%；18岁以下7151名，占0.3%。
——《2019年中国毒品形势报告》

青少年吸食的毒品来源主要是朋友，比例为66.9%。
——《中国青少年吸毒的现状、影响因素和预防对策研究报告》

图2-5-17　青少年与毒品的关系

（图2-5-17解说稿）《2019年中国毒品形势报告》的数据显示，截至2019年底，我国200多万的吸毒者当中，18岁以下的青少年有7000多名，占0.3%。另外，《中国青少年吸毒的现状、影响因素和预防对策研究报告》的数据显示，青少年吸毒者中有56.3%每天都在吸，获取毒品的来源主要是身边的朋友。

这些报告的研究发现，让人后背发毛，或许大家还在上中学的时候，就可能在不经意间跟毒品擦肩而过了。年少的我们能够平安无恙地长大，也是十分幸运了！

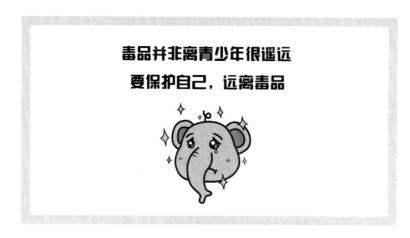

图 2-5-18　青少年要保护自己，远离毒品

（图 2-5-18 解说稿）对此，想对在座的同学们说的是，大家千万不要觉得毒品离自己很遥远，我们一定要主动学习如何保护自己，避免误入歧途哦！

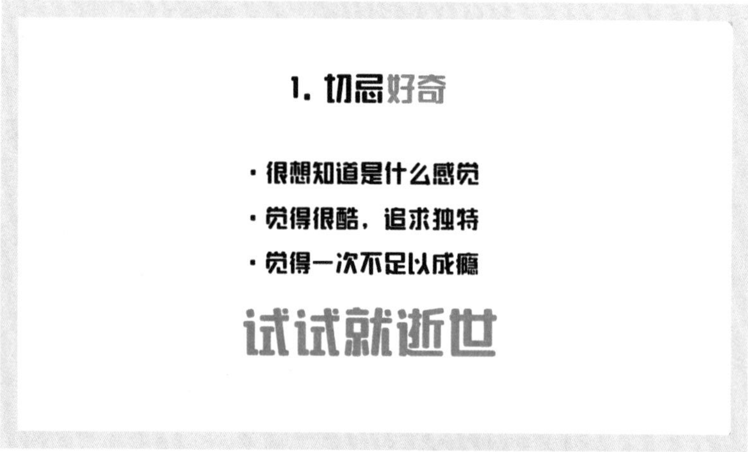

图 2-5-19　切忌好奇

（图 2-5-19 解说稿）那么怎么样才能远离毒品呢？我们远离毒品的第一步，就是不要对它好奇！大家听说过好奇害死猫吗？好奇心用到正确的地方会让我们不断进步，但如果用错地方就会坠入万丈深渊。

在吸毒者中，有人一开始只是好奇毒品是什么味道、吸毒是什么感觉；有人觉得吸毒很酷，显得自己与众不同；有人抱着侥幸心理，觉得吸一次不会上瘾，就试一次，知道什么感觉后就不再碰了。就是这些心态，让他们最后都走上了不归路。

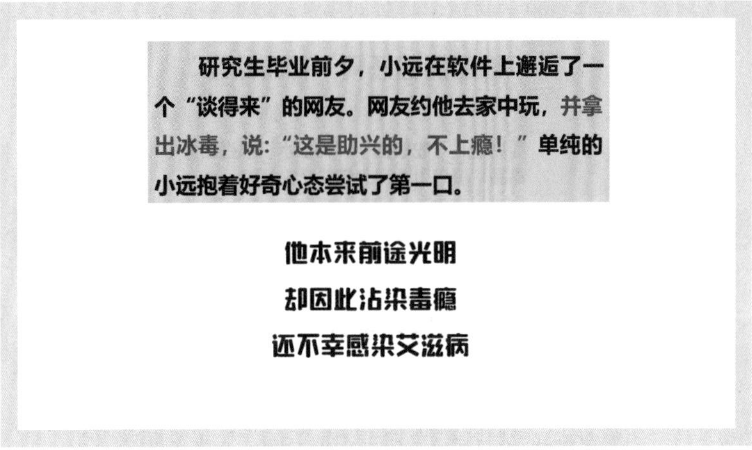

研究生毕业前夕，小远在软件上邂逅了一个"谈得来"的网友。网友约他去家中玩，并拿出冰毒，说："这是助兴的，不上瘾！"单纯的小远抱着好奇心态尝试了第一口。

他本来前途光明

却因此沾染毒瘾

还不幸感染艾滋病

图 2-5-20　因好奇心沾染毒瘾的案例展示

（图 2-5-20 解说稿）正如案例中的小远一样，本来前途光明，却因为好奇心而沾染了毒瘾，从此人生坠入深渊。类似小远的前车之鉴告诉我们，面对禁止的东西，我们要坚守原则、绝不越界半步。

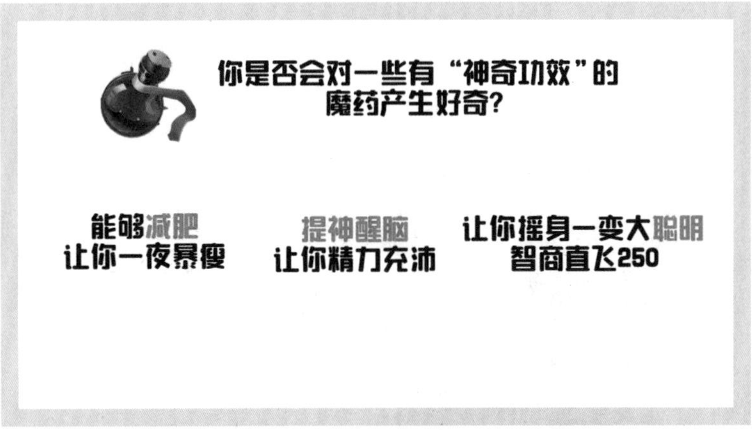

你是否会对一些有"神奇功效"的魔药产生好奇？

能够减肥　　　　提神醒脑　　　让你摇身一变大聪明
让你一夜暴瘦　　让你精力充沛　　智商直飞250

图 2-5-21　对药品"神奇功效"的好奇

（图 2-5-21 解说稿）接下来，想问问大家，有没有对一些有"神奇功效"的药产生过好奇？如一些号称能快速瘦身，能提神醒脑，甚至是一喝就能够变聪明的药。大家觉得真的有功效这么"神奇"的药吗？你们觉得它们有可能会是什么？（互动一下）

图 2-5-22　不信毒品的任何"神奇功效"

（图 2-5-22 解说稿）是的，它们大概率是毒品。为了引诱人们吸食，毒品可能会被包装成一些"神奇灵药"。越是不想努力，有想一步登天达到目标的心态的人，越容易被蛊惑。大家觉得有轻而易举的成功吗？没有，所有的收获都来自脚踏实地挥洒的汗水。我们只要不相信那些谎言，不急功近利，就不会轻易上当。

远离毒品的第一步是不要好奇，那么第二步是什么呢？（互动一下）

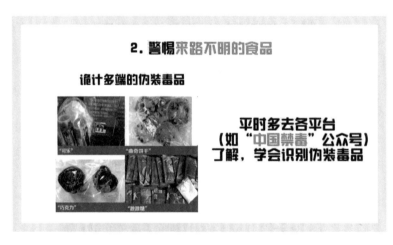

图 2-5-23　学会识别伪装毒品

（图 2-5-23 解说稿）是的，就是警惕图片上这些外表看起来是零食的食品，其实它们是伪装的新型毒品。

当然，也不是说大家买的零食全都是伪装毒品，大家听完也不要过于恐慌而不敢购买任何零食。

一般在正规途径售卖的食品不会是伪装的毒品。大家平时可以多去各相关平台了解各种最新出现的毒品，学会辨别伪装毒品。

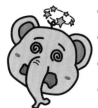

2. 警惕来路不明的食品

· 免费给的

· 陌生人、可疑的人给的

· 无外包装，已经拆开的

· 无具体生产信息（生产日期、厂家等）

都有可能是伪装的毒品

图 2-5-24 警惕来路不明的食品

（图 2-5-24 解说稿）另外，也要警惕一些来路不明的食品，如别人免费给的食品，特别是陌生人、可疑的人给的，或者没有包装的或已经拆开了的食品，或者质量合格证、生产日期、生产厂家都没有的食品。为了自身的健康，我们要去正规商店购买食品，并警惕来路不明的食品。

远离毒品的第二步是警惕来路不明的食品，那么第三步是什么呢？大家还记不记得青少年获取毒品的主要来源是什么呢？（互动一下）

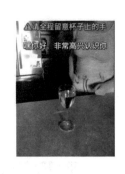

3. 谨慎交友

警惕来历不明的人
出门在外警惕饮用开封的饮料

图 2-5-25 谨慎交友

（图 2-5-25 解说稿）对，主要来源是朋友！如果交友不慎，因受朋友教唆而吸毒的可能性是有的。大家看这个视频，不留神很容易被人神不知鬼不觉地下药。在接触刚认识的人，来历不明的人，或者品格不是很好的人，还有一些社会人士的时候，都要留个心眼，不要太快、无条件地信任对方。

3. 谨慎交友

不为合群**去吸毒！**
这种方式不会结交优秀的朋友
远离需要吸毒才能融入的群体

图 2-5-26　不为合群而吸毒

（图 2-5-26 解说稿）此外，千万不要为了让自己合群而去吸毒，如果大家交的朋友有吸毒的行为，需要你也参与吸毒才能融入他们，你一定要跑得越远越好。通过吸毒的方式不会结交到真正优秀的朋友。

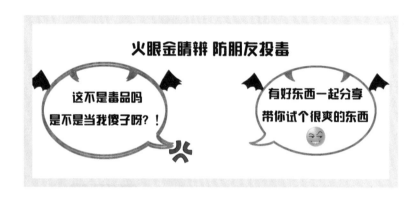

图 2-5-27　巧辨吸毒邀约

（图 2-5-27 解说稿）如果真的有一天，你的朋友说："我想带你去试一个好东西，我当你是好朋友才告诉你的。"这个时候，我们应该怎么办？（互动一下）

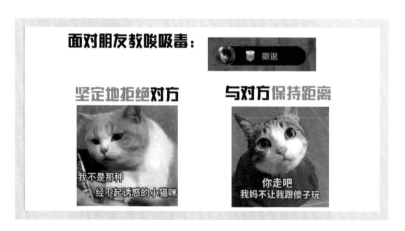

图 2-5-28　面对教唆吸毒的措施

（图2-5-28解说稿）我们已经学习过怎样辨别毒品，如果发现朋友真的企图教唆你吸毒，我们首先要坚定地拒绝对方，然后跟他们保持距离，不要再来往了。因为他们没达到目的，可能会继续找机会下手。

拒绝后告诉信赖的大人
寻求他们的帮助和保护

图2-5-29　寻求大人的帮助

（图2-5-29解说稿）拒绝之后，为了保护自己，我们最好告诉信赖的大人，寻求他们的帮助，不要替对方隐瞒。

4. 切忌借毒消愁

成长路上，我们会遇到很多困难和迷茫

图2-5-30　切忌借毒消愁

（图2-5-30解说稿）远离毒品的第三步是谨慎交友，最后还想跟大家讲讲远离毒品的第四步，即切忌借毒消愁。

众所周知，在青春期的成长阶段，可能会遇到很多烦恼。如学习感觉困难、痛苦；和朋友之间友情破裂；跟同学或者老师有矛盾，经常不开心；家庭关系不好，父母不关心自己或者父母太严格、感觉喘不过气。还有很多人，容易陷入负面情绪里，就算身边有人陪着，但还是会经常感觉到孤独，觉得没什么人能懂自己或者愿意懂自己。

毒品带来的精神欢愉很短暂
过后是更大的空虚和落差

使人平常更难感到快乐
对毒品的依赖会不断加深

图2-5-31　借毒消愁的危害

（图 2-5-31 解说稿）借毒消愁、逃避问题都不是解决问题的办法，只会把我们拖进更深的泥潭。毒品没办法让事情变得更好，只会让一切更糟糕。

> · 我们可以积极寻求帮助，找人倾诉，共同解决遇到的各种难题。
> · 借助毒品逃避不是解决难题的办法，它只会把我们拖进更深的泥潭。

图 2-5-32　正确应对成长路上的迷茫

（图 2-5-32 解说稿）其实，这些迷茫在成长的路上很常见，很多人都是这么走过来的。我们在遇到类似困难、困惑的时候，不妨多跟父母、朋友、老师沟通，向他们倾诉，共同解决遇到的各种难题。千万不要相信毒品能够让我们忘记烦恼、找到快乐。

> **5. 远离艾滋病**
>
> · 未成年人应避免发生性行为，青少年应尽量推迟首次性行为时间；
> · 如发生性行为，要每次、全程、正确使用质量可靠的安全套；
> · 如发生了高危行为，及早服用暴露后预防药物，并主动寻求艾滋病自愿咨询检测。

图 2-5-33　远离艾滋病

（图 2-5-33 解说稿）以上和大家分享的是如何远离毒品，在这里还想和大家讲讲如何远离毒品的"兄弟"——艾滋病。

一是未成年人应避免发生性行为，青少年应尽量推迟首次性行为时间；二是如果发生性行为，要每次、全程、正确使用质量可靠的安全套；三是如果发生了高危行为，要不逃避、不恐惧、不侥幸，及早服用暴露后预防药物，并主动寻求艾滋病自愿咨询检测。

> 一名吸毒者的自述：
> "你享受了多大的快乐，
> 魔鬼就会回报你一万倍的痛苦。"
>
> **一旦沾染上毒品，就没办法独善其身**

图 2-5-34　结语

（图 2-5-34 解说稿）有一名吸毒者曾说过："你享受了多大的快乐，魔鬼就会回报你一万倍的痛苦。"一旦沾染上毒品，就没办法独善其身。因此，希望大家能够远离毒品，保护好自己！

同学们，今天我的分享就到这里结束啦，希望今天的这一课能让大家把知识内化为行动，保护好自己，健健康康地长大成人，拥有美好的未来！谢谢大家！

第六节　知性防艾音乐剧
——性行为与决定

一、课程目标

（1）认知目标：了解情侣间的沟通技巧和什么是负责任的性行为。

（2）价值观目标：建立正确的性态度和性观念。

（3）能力或问题解决目标：学会做负责任的性行为决定。

二、课程适合的教学对象

初中以上学生。

三、课程参加人数

40～100人。

四、课程推荐时长

60分钟。

五、课程主要知识点

情侣沟通，性行为决定。

六、课程活动材料清单

《青春狂想曲》音乐剧视频、投影仪。

七、思维导图

性行为与决定思维导图详见图 2-6-1。

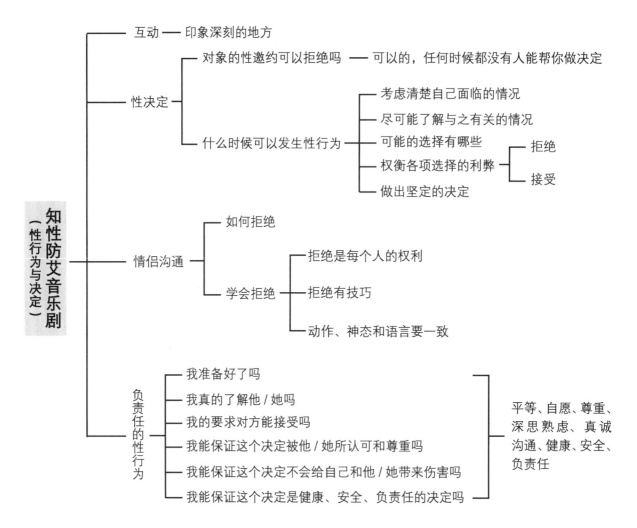

图 2-6-1　性行为与决定思维导图

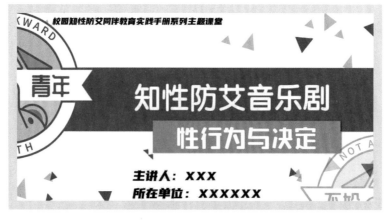

图 2-6-2　知性防艾音乐剧——性行为与决定

（图 2-6-2 解说稿）同学们好，这里给大家带来一些非常有意思的内容。音乐剧大家有可能看过或听说过，但是以性健康和艾滋病为主题的音乐剧是不是第一次听呢？看到大家都迫不及待了，那我先介绍一下这部知性防艾音乐剧，它是在广东省教育厅、广东省疾病预防控制中心和广州市疾病预防控制中心的支持下，由广东省性病艾滋病防治协会开发的原创音乐剧，里面的词曲、音乐、故事都是原创的。

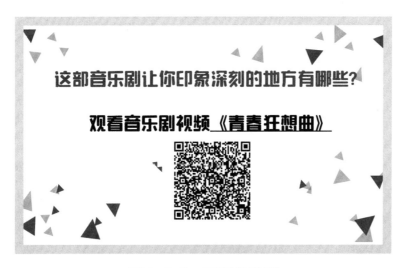

图 2-6-3　回顾音乐剧

（图 2-6-3 解说稿）好了，大家看完音乐剧了。想问问大家，这个视频里面让大家印象深刻的有哪些地方呢？（根据现场同学们的回答给出回复）看来这部音乐剧有很多让大家印象深刻的地方，那我们一起来看看这部音乐剧讨论了哪些主题。

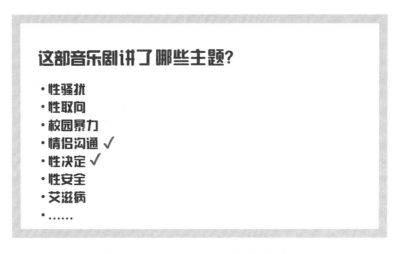

图 2-6-4　引入性行为与决定

（图 2-6-4 解说稿）这部音乐剧涉及了年轻人都有可能遇到的问题，包括性骚扰、性取向、校园暴力、情侣沟通、性决定、性安全、艾滋病等。这些问题都很值得我们讨论，今天我们重点讨论的是音乐剧中阿伦和小碗的故事，关于情侣沟通、性决定的问题。

一、对象的性邀约可以拒绝吗？

· 可以的，拒绝是我们的权利！

· 没有人能够替我们做决定，无论何时、何地

图 2-6-5　能否拒绝性邀约

（图 2-6-5 解说稿）大家还记得小碗和阿伦的结局吗？他们最后怎么样了？（同学们回应）对的，以吵架收场。那他们吵架的原因是什么呢？（同学们回应）对的，小碗拒绝了阿伦的性邀约。大家觉得小碗做得对吗？小碗是否可以拒绝阿伦的性邀约呢？（同学们回应）对，是可以的。这里想告诉大家的是，拒绝是可以的，拒绝是我们的权利！没有人能够替我们做决定，无论什么时候、在什么地方，大家都有权利拒绝性邀约。

二、什么时候可以发生性行为？

需要一个思考的过程

图 2-6-6　发生性行为的时机

（图 2-6-6 解说稿）可能有很多同学都会像小碗那样，遇到过需要做是否发生性行为这样的决定。可能就有同学问，性行为应该什么时候发生呢？这是一个值得思考的问题。同样，什么时候可以发生性行为，也需要一个思考的过程。

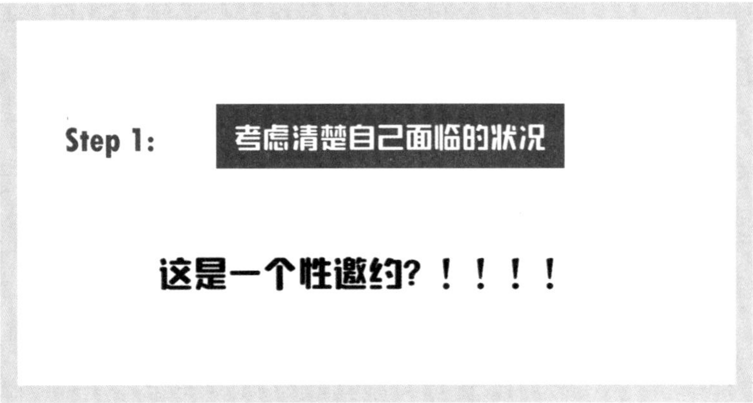

Step 1: 考虑清楚自己面临的状况

这是一个性邀约？！！！！

图 2-6-7 认清状况

（图 2-6-7 解说稿）第一步，要弄清楚我们面临着什么情况。如果是一个性邀约，那肯定不能随随便便就下定论，得好好地仔细想清楚。

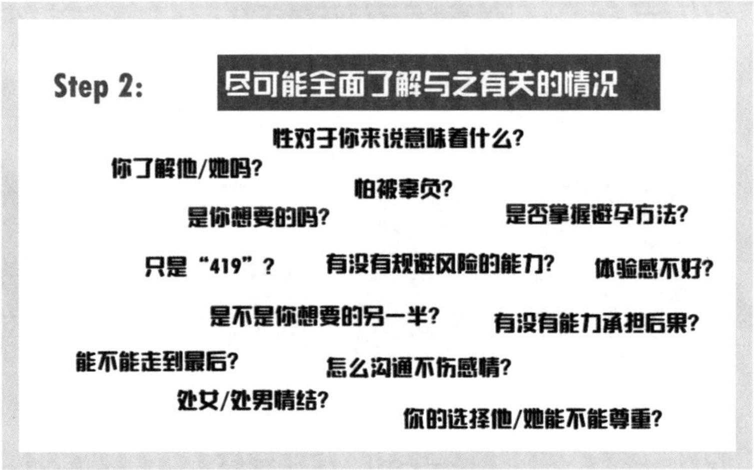

Step 2: 尽可能全面了解与之有关的情况

性对于你来说意味着什么？

你了解他/她吗？ 怕被辜负？

是你想要的吗？ 是否掌握避孕方法？

只是"419"？ 有没有规避风险的能力？ 体验感不好？

是不是你想要的另一半？ 有没有能力承担后果？

能不能走到最后？ 怎么沟通不伤感情？

处女/处男情结？ 你的选择他/她能不能尊重？

图 2-6-8 全面思考

（图 2-6-8 解说稿）第二步，要全面思考和对方要不要发生性行为相关的问题或情况。例如，我足够了解这个人吗？这是我想要的吗？性对于我们两个而言意味着什么？只是"419"（for one night，一夜情）还是更进一步？真的可以更进一步吗？不会被辜负吗？他／她到底是不是我了解的那样？我们有规避风险的能力吗？避孕方法是否真的掌握且不会出错？真的出意外怎么办？体验感不好怎么办？我们能走到最后吗？如果拒绝要怎么说才不伤感情？他／她能尊重我的决定吗？……类似很多这样的问题都需要我们好好思考。

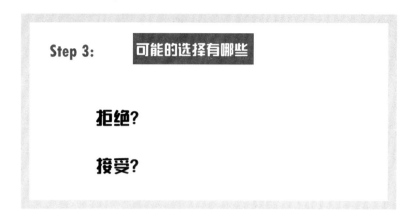

图 2-6-9　面临选择

（图 2-6-9 解说稿）面对性邀约，我们有 2 个选择：一个是拒绝，另一个是接受。

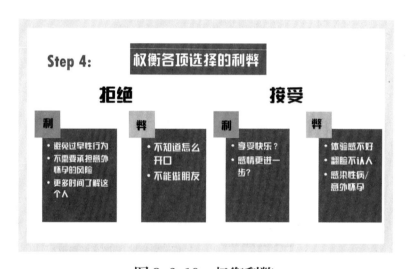

图 2-6-10　权衡利弊

（图 2-6-10 解说稿）我们来梳理一下拒绝和接受之间的利弊。

1. 拒绝的有利之处

（1）可以拒绝过早性行为。大家想想，你们满 14 岁了吗？我国法律规定，奸淫不满 14 周岁的幼女，以强奸论，从重处罚。也就是说 14 岁以下的幼女，无论对方是否同意发生性行为，都视为强奸。有人会说，那 18 岁是不是就可以发生性行为？这里我要问，虽然 18 岁时身体发育成熟了，但是心理也发育成熟了吗？能承担相应后果吗？大家可以先思考一下。

（2）不发生性行为，就不需要承担意外怀孕的风险，这个很好理解。

（3）有更多时间去了解这个人，去思考这个人值不值得我们这样做。

2. 拒绝的有弊之处

（1）开口好难哦，拒绝身边的朋友都不容易，更何况是自己喜欢的人。

（2）如果我说出口了，他/她能接受吗？如果他/她不能接受，我们连朋友都可能做不成。

3. 接受的有利之处

（1）可以享受快乐？有人可能会觉得发生性行为可以享受快乐，这是建立在有经验的情况下，有大量的实例证明，很多人的第一次性体验是懵懂且不那么美好的。

（2）感情会更进一步？这个是因人而异的，你需要确定对方不仅仅是想和你发生性关系。

4. 接受的有弊之处

（1）体验感不好。

（2）对方发生性行为后，就翻脸不认人。

（3）可能承担意外怀孕、感染艾滋病及其他性病的风险，而自己此刻没有相应能力承担。

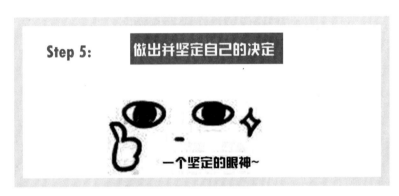

图 2-6-11 做出决定

（图 2-6-11 解说稿）当我们权衡各项利弊以后，就可以做出并坚定自己的决定了！

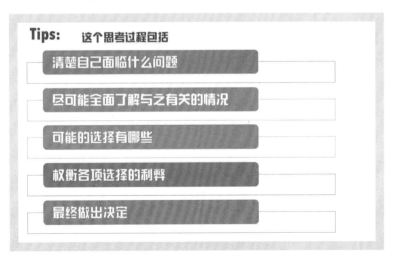

图 2-6-12 回顾思考过程

（图 2-6-12 解说稿）现在我们一起来回顾一下这个思考的过程。我们首先需要考虑清楚自己面临什么问题，然后全面了解相关情况，知道有哪些选择，接下来权衡各项利弊，最后做出对自己来说是正确的决定。这个谨慎思考的过程不仅适用于做是否发生性行为这个决定，而且生活中很多的重要决定都可以参考这个思考过程。

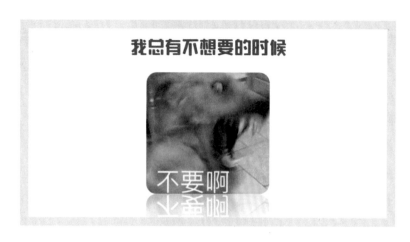

图 2-6-13　引入拒绝性行为的方式

（图 2-6-13 解说稿）关于性行为这件事，可能目前还不想发生，也可能之前发生过但不一定会想再发生，或者对方想发生的时候不是自己想发生的时候，总之就是肯定会有不想发生的时候。

三、如何拒绝比较合适？

图 2-6-14　提问拒绝性行为的方式

（图 2-6-14 解说稿）这个时候，大家觉得如何拒绝比较合适呢？

拒绝不易

朋友的请求都难以拒绝，何况是自己喜欢的人

图 2-6-15　拒绝不易

（图 2-6-15 解说稿）日常生活中，我们会发现表达拒绝并不是一件容易的事情。不知道大家有没有注意到，平时朋友让我们帮忙带个饭、顺便拿个快递，我们可能都不好意思拒绝，更何况对我们提出请求的人是自己喜欢的人呢？

一起练习拒绝

图 2-6-16　练习拒绝

（图 2-6-16 解说稿）没关系，我们可以一起来练习如何表达拒绝。

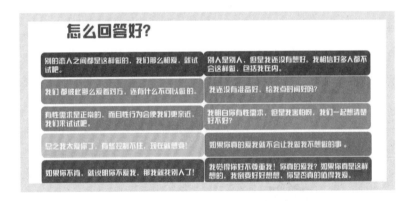

图 2-6-17　拒绝语句

（图 2-6-17 解说稿）假设我是大家的对象，我们深深相爱着，此刻我正对你们提出性邀约，请你们来拒绝我。情景模拟过程中，希望大家遵守 2 个规则：①不要轻易说"分手"，恋爱不易，分手不是解决问题的最优方法，学会和伴侣沟通很重要；②不要一上来就跟我说"好啊"，大家要珍惜练习拒绝的机会。接下来，代入角色说出以下语句：

（1）别的恋人之间都是这样做的，我们那么相爱，就试试吧。

（2）我们都彼此那么爱着对方，还有什么不可以做的。

（3）有性需求是正常的，而且性行为会使我们更亲近，我们来试试吧。

（4）总之我太爱你了，有些控制不住，现在就想要！

（5）如果你不肯，就说明你不爱我，那我就找别人了！

（提问现场同学，请大家从可行性角度给予一定的回应，再提供对应的参考答案给大家。注意告诉大家这些只是参考答案，大家有更好的回答也是可以的。）

练习完后，大家觉得拒绝难吗？（互动一下）不太容易对不对，但也不是不能做到。那拒绝有什么技巧呢？大家在刚刚练习的过程中有总结出来吗？

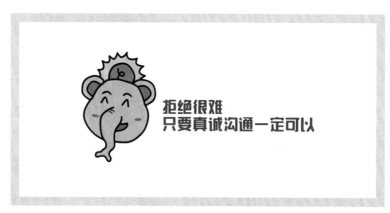

图 2-6-18　学会拒绝

（图 2-6-18 解说稿）这里，我想告诉大家可以从以下几方面学会拒绝：①拒绝是我们每个人的权利，特别是在性的事情上，只要你不想，就可以拒绝对方；②拒绝是有技巧的，大家有没有发现，爱是很好的拒绝对方的技巧——"如果你爱我，就不会强迫我做我不想做的事情"；③表达拒绝的时候，我们的动作、神态和语言要一致，明确地表现出来，尽量不要娇嗔地说 "不要嘛"（演一下），避免对方误以为我们只是客气一下，实际是在欲擒故纵。

图 2-6-19　真诚拒绝

（图 2-6-19 解说稿）拒绝虽然不太容易，但是只要真诚沟通，就一定可以。

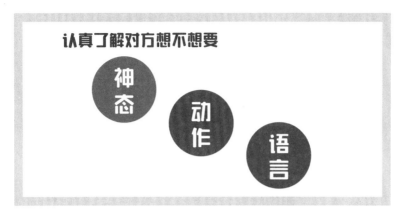

图 2-6-20　判断对方的意愿

（图 2-6-20 解说稿）也希望日后有可能提出性邀约的同学，提出邀约后可以从动作、神态和语言认真去观察和判断对方想不想要。一般情况下，只要不是明确表示同意，大多数都意味着拒绝，少数是还没有考虑清楚，这时候非常需要相互的尊重和理解。

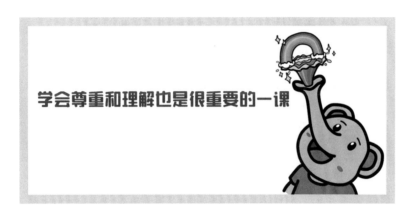

图 2-6-21　学会尊重和理解

（图 2-6-21 解说稿）学会尊重和理解我们的伴侣，也是我们人生中很重要的一课。

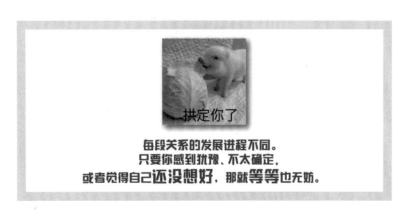

图 2-6-22　肯定个人选择

（图 2-6-22 解说稿）每段关系的发展进程不同，可能有些人觉得确定恋爱关系后 3 天就可以发生性关系，有些人觉得要 3 个月、0.5 年、1 年，甚至是 3 年。每个人的进程都不太一样，只要你感到犹豫、不太确定，或者觉得自己还没想好，都可以拒绝。如果是真的爱，那就等等也无妨。

什么样的性行为是负责任的性行为？

图2-6-23　引入负责任的性行为

（图2-6-23解说稿）现在，大家觉得什么样的性行为是负责任的性行为？（互动并给予肯定）（可能的答案有：双方平等、双方自愿、真心相爱、身体成熟、心理成熟、有保护的性行为、使用避孕方法、使用安全套、对可能发生的后果负责、有所准备并能够负责……）

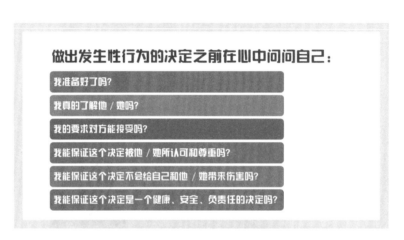

图2-6-24　做出发生性行为的决定前的自问

（图2-6-24解说稿）建议大家在做出发生性行为的决定之前在心中问问自己：

（1）我准备好了吗？

（2）我真的了解他/她吗？

（3）我的要求对方能接受吗？

（4）我能保证这个决定被他/她所认可和尊重吗？

（5）我能保证这个决定不会给自己和他/她带来伤害吗？

（6）我能保证这个决定是一个健康、安全、负责任的决定吗？

思考好这些问题，大家大概就能知道自己想要什么了。

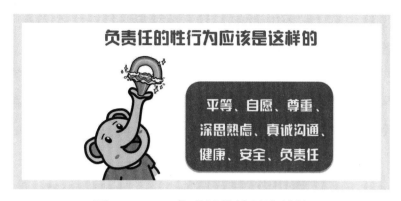

图 2-6-25 负责任的性行为总结

（图 2-6-25 解说稿）我们现在知道负责任的性行为应该是这样的：平等、自愿、尊重、深思熟虑、真诚沟通、健康、安全、负责任。希望大家学完这部分内容之后都能做出健康、安全、负责任的性行为决定。

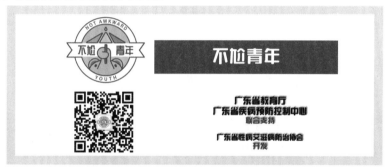

图 2-6-26 "不尬青年"的介绍

（图 2-6-26 解说稿）如果大家还想要更多地了解性健康相关的问题和服务，推荐大家关注广东省青少年性健康友好服务平台——微信公众号"不尬青年"。它是在广东省教育厅和广东省疾病预防控制中心的联合支持下，由广东省性病艾滋病防治协会开发的。

大家可以扫码关注这个公众号。在这里，我要给大家介绍一下"不尬青年"有哪些功能可供使用。

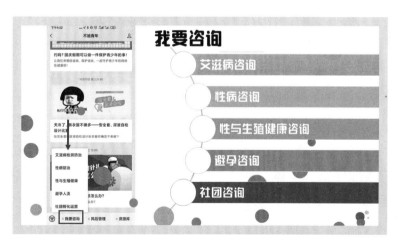

图 2-6-27 "不尬青年"的咨询功能

（图 2-6-27 解说稿）"不尬青年"有三大菜单。第一大菜单是"我要咨询"。

大家需要的各种咨询都可以点击对应的板块进行免费咨询，如：①艾滋病、性病、避孕……啪啪啪风险多多，怎么预防性病、艾滋病？②对象偷偷把套摘掉怎么办？③论社团大佬的自我修养，壮大我团，有啥秘诀？④最近有没有什么对社团有帮助的资源可以参与？

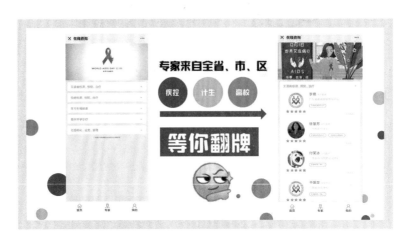

图 2-6-28　"不尬青年"的咨询团队

（图 2-6-28 解说稿）"不尬青年"的专家团队力量很雄厚，包括省、市、区的疾控、计生、高校等领域经验丰富的专家和老师。

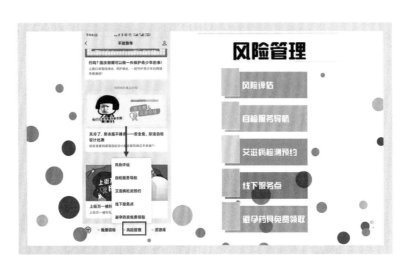

图 2-6-29　"不尬青年"的风险管理介绍

（图 2-6-29 解说稿）第二大菜单是"风险管理"。

（1）点击"风险评估"可以打开"风险评估"小程序，大家可以测测自己的性健康风险情况，测完后还可以得到个性化的分析报告。此外，还可以分享到朋友圈和好友们一起参与。

（2）如果想要做检测，有提供性病、艾滋病自检服务，可以通过点击"自检服务导航"申领自检试剂，足不出户就能完成检测。

（3）如果想要做线下检测，可以预约由广州市疾病预防控制中心和岭南伙伴社区支持中心一起开发，由广东省疾病预防控制中心联合推广的"查呗"小程序——点击"艾滋病检测预约"，小程序就会帮你整理好线下离你最近的检测点，方便你接受免费的自愿咨询检测服务。总的来说，自检、线下检随你选，都很方便。

（4）如果在"查呗"找不到所在地区的自愿咨询检测服务点，也可以通过点击"线下服务点"，查询全省的自愿咨询检测服务点。

（5）在这个菜单的最底部，点击"避孕药具免费领取"，还可以申请到免费的安全套等避孕药具。

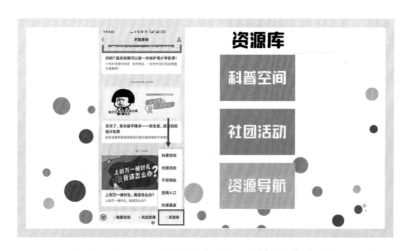

图 2-6-30　"不尬青年"的资源库介绍

（图 2-6-30 解说稿）第三大菜单是"资源库"。

（1）大家可以通过点击"科普空间"查找需要的科普知识。

（2）大家通过点击"社团活动"可以了解别的社团是怎么开展活动的，说不定，里面就会有大家社团的身影。

（3）大家可能平时会需要一些宣传视频的资源，在"资源导航"里面可以找到相关内容。

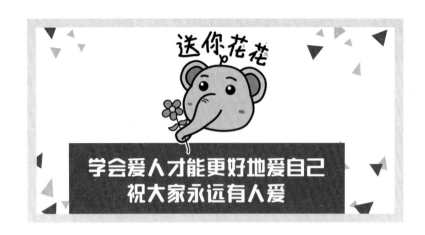

图 2-6-31　结语

（图 2-6-31 解说稿）希望这部分内容的分享能给大家带来帮助，祝大家永远有人爱！

第七节　知性防艾论坛剧场
——预防性侵害

一、课程目标

（1）认知目标：了解预防儿童性侵害的相关知识。

（2）态度与情感目标：提高自我保护意识。

（3）能力或问题解决目标：能正确应对性侵害。

二、课程适合的教学对象

小学、初中学生。

三、课程参加人数

40～100 人。

四、课程推荐时长

40～50 分钟。

五、课程主要知识点

儿童性侵害的特点、预防方法及求助渠道。

六、课程活动材料清单

《出走的花朵》视频、投影仪。

七、思维导图

知性防艾论坛剧场思维导图详见图 2-7-1。

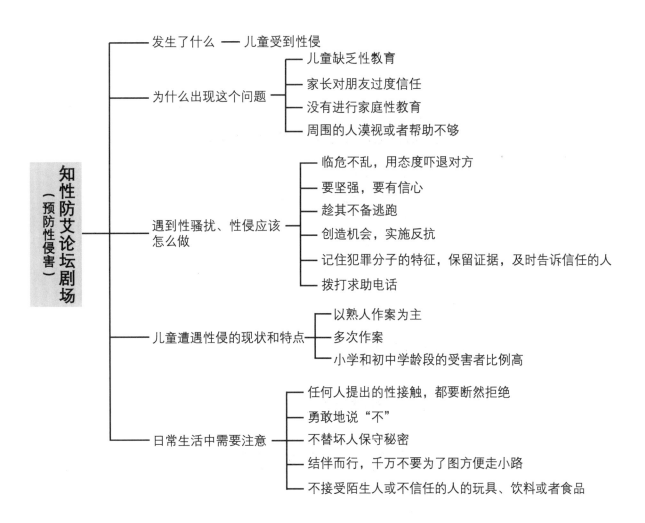

图 2-7-1　知性防艾论坛剧场思维导图

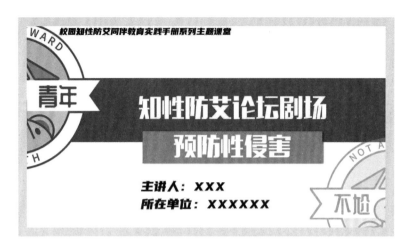

图 2-7-2　知性防艾论坛剧场

（图 2-7-2 解说稿）同学们，大家好！（自我介绍）这部分跟大家分享的主题内容是知性防艾论坛剧场——预防性侵害。

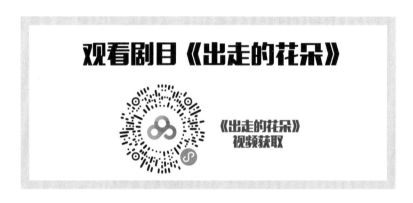

图 2-7-3　视频《出走的花朵》

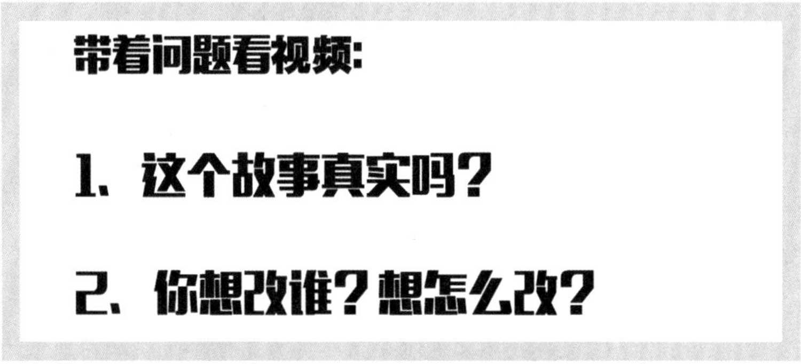

图 2-7-4　带着问题看视频

（图 2-7-3 和图 2-7-4 解说稿）论坛剧场分为剧场版和视频版 2 种方式，这里将用视频版的方式和大家讲这部分内容。请大家观看视频《出走的花朵》，希望大家可以带着以下 2 个问题观看视频（图 2-7-4）：①这个故事真实吗？②你想改谁？想怎么改？

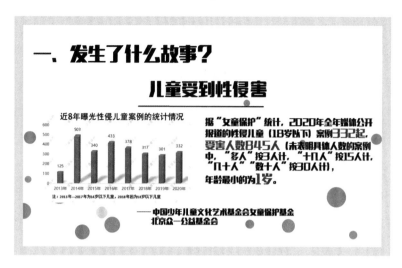

图 2-7-5　故事与现实的关系

（图 2-7-5 解说稿）大家看完视频，觉得这个故事真实吗？（提问同学们）是的，日常生活中确实会有这样的问题发生，这反映了什么社会问题？（看同学们的反应，最好是同学们能给出答案。）是的，这反映了儿童受到性侵害。

为什么需要重视儿童受到性侵害这个主题呢？下面是中国少年儿童文化艺术基金会女童保护基金（简称"女童保护"）发布的 2013—2020 年 8 年间曝光的性侵儿童案例的情况，其中，2020 年有 332 起，受害人数达 845 人（未表明具体人数的案例中，"多人"按 3 人计，"十几人"按 15 人计，"几十人""数十人"按 30 人计），报道的案例中年龄最小的受害者只有 1 岁。我们能看到的数据是已经曝光出来的，未曝光的不知道还有多少受害者。

大家还记得视频里面遭受最大伤害的人是谁吗？（提问同学们）对，是葱葱。

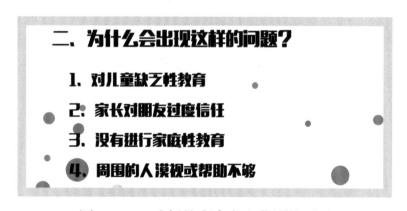

图 2-7-6　分析故事中发生悲剧的原因

（图 2-7-6 解说稿）大家觉得为什么会出现这样的问题呢？（最好是通过向同学们提问得出以下内容。）相关原因总结如下：①对儿童缺乏性教育；②家长对朋友过度信任；③没有进行家庭性教育；④周围的人漠视或帮助不够。

三. 你觉得谁可以提供帮助, 可以怎么做?

图 2-7-7　互动之发挥角色力量

（图 2-7-7 解说稿）大家觉得在视频的故事中谁可以提供帮助，可以怎么做？（问同学们视频里面不同的角色可以怎么改？）现在大家也可以自己充当导演的角色，说出自己想改的人是谁，想怎么改？

四. 如果你是葱葱, 你会怎么做?

图 2-7-8　互动之假设情景总结方法

（图 2-7-8 解说稿）如果大家是葱葱的话，会怎么做？（和同学们互动，汇总传授一些方法和技巧。）

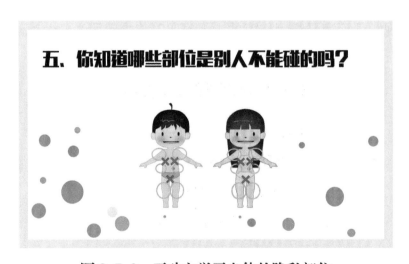

五. 你知道哪些部位是别人不能碰的吗?

图 2-7-9　互动之学习身体的隐私部位

（图 2-7-9 解说稿）请问大家，你知道哪些部位是别人不能碰的吗？（有时间的话可以让同学们在纸上画小人。）

大家都说得很对，是的，我们被内衣、内裤覆盖的部位是不能被别人碰的。大家可以看到图片上画红色叉的部位是别人绝对不能碰的。

大家看到画黄色圈的部位可能有点疑惑，黄色圈区域的部位别人是否可以碰需要分情况。

有同学说自己的好兄弟、小姐妹，有时候搂个腰、碰一下肩膀，没有什么问题，但如果一个陌生人忽然过来搂一下腰、碰一下肩膀，可以吗？不行，因此这里需要分情况。

此外，每个人被别人碰的可接受程度是不一样的，有些人没觉得不舒服，这有没有问题？没问题。有些人觉得自己哪里都不能被别人碰也是可以的。

只要大家觉得不舒服，就可以勇敢地拒绝那些让我们不舒服的行为！

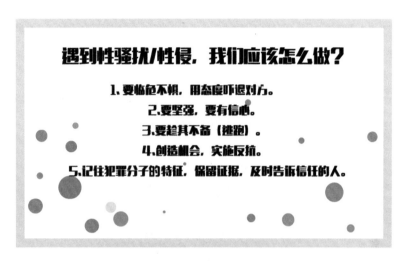

图 2-7-10　遇到性骚扰 / 性侵时的做法

（图 2-7-10 解说稿）如果遇到性骚扰 / 性侵，我们应该怎么做？

这里要告诉大家 5 个绝招：

（1）要临危不惧，用态度吓退对方。不要让对方发现自己慌了。

（2）要坚强，要有信心。这样才能想出好的解决办法。

（3）要趁其不备（逃跑）。有些同学说要打他 / 她，大家觉得可以吗？不建议，除非确定能打倒对方，一般来说，体型有差距是打不过对方的，想办法逃跑更安全。

（4）创造机会，实施反抗。这里强调反抗要在有能力、有机会的情况下实施。

（5）记住犯罪分子的特征，保留证据，及时告诉信任的人。

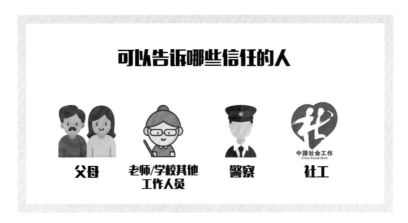

图 2-7-11　告诉信任的人

（图 2-7-11 解说稿）讲到告诉信任的人，那么我们可以告诉哪些信任的人呢？包括父母、老师 / 学校其他工作人员、警察、社工等。

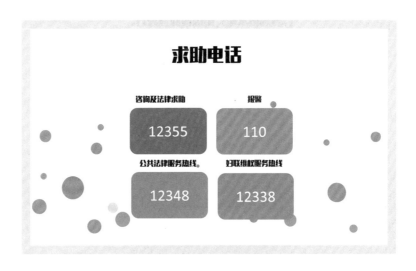

图 2-7-12　求助热线

（图 2-7-12 解说稿）除了可以告诉那些信任的人，我们还可以拨打求助电话。求助热线有：①咨询及法律求助，12355；②报警，110；③公共法律服务热线，12348；④妇联维权服务热线，12338。

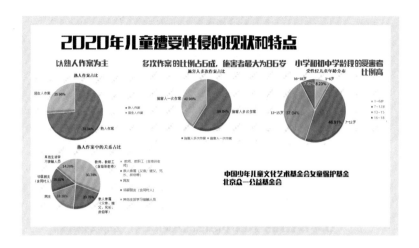

图 2-7-13 2020 年儿童遭受性侵的现状和特点

（图 2-7-13 解说稿）我们一起来看下，2020 年儿童遭受性侵的现状和特点。主要有以下 3 点：①以熟人作案为主；②多次作案的比例占 6 成，且施害者最大年龄为 86 岁；③小学和初中学龄段的受害者比例高。

日常生活中，很多青少年是因为不懂法才走上了违法犯罪的道路，有 9 成以上的青年人不知道哪些行为会被判为强奸罪。

《中华人民共和国刑法》第二百三十六条

【强奸罪】以暴力、胁迫或者其他手段强奸妇女的，处三年以上十年以下有期徒刑。

奸淫不满十四周岁的幼女的，以强奸论，从重处罚。

图 2-7-14 法律条款的引用

（图 2-7-14 解说稿）我们来看看《中华人民共和国刑法》第二百三十六条中关于强奸罪的条款。

【强奸罪】以暴力、胁迫或者其他手段强奸妇女的，处三年以上十年以下有期徒刑。

奸淫不满十四周岁的幼女的，不管对方是同意还是不同意，都以强奸论，并从重处罚。

也就是说，十四周岁的幼女是没有性决定权的，无论对方是否同意发生性行为，都从重处罚。

希望大家在懂法的同时，也能学习如何尊重他人。日常生活中，我们应该注意交往的尺度，不要做违反法律和违背他人意愿的事情。

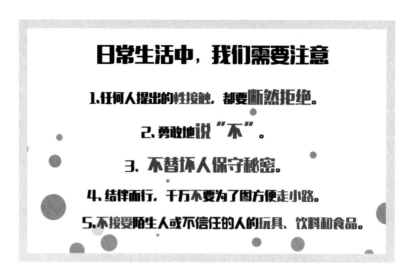

图 2-7-15　日常生活中的注意事项

（图 2-7-15 解说稿）日常生活中，我们需要注意以下 5 点：①任何人提出的性接触，都要断然拒绝；②勇敢地说"不"；③不替坏人保守秘密；④结伴而行，千万不要为了图方便走小路；⑤不接受陌生人或不信任的人的玩具、饮料和食品。

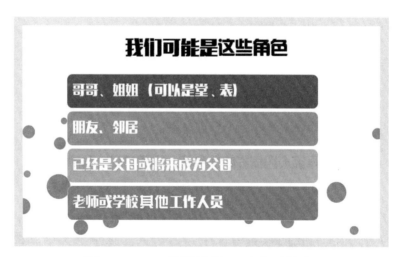

图 2-7-16　传递技能，遇事不怕事

（图 2-7-16 解说稿）讲到这里，希望大家一辈子都不会遇到类似性侵害的事情，但只有我们掌握自保的技能才能遇事不怕事。生活中，我们可能是哥哥、姐姐（可以是堂、表）、朋友、邻居、已经是父母或将来成为父母、老师或学校其他工作人员等角色。平时，我们身边可能会有儿童，他们也需要掌握这样的技能保护自己，希望大家能将学习到的技能告诉他们，让他们也能像我们一样遇事不怕事。

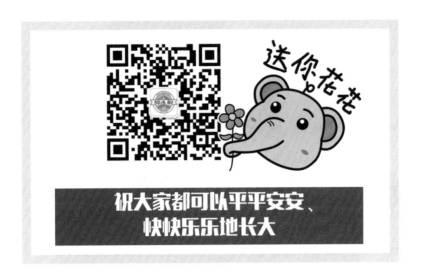

图 2-7-17 结语

（图 2-7-17 解说稿）最后，祝大家都可以平平安安、快快乐乐地长大！

图 2-7-18 剧场版《迷失的"艾"》

（图 2-7-18 解说稿）与知性防艾论坛剧场（预防性侵害）相关的内容就分享到这里了。论坛剧场还有更多剧目，如果大家感兴趣可以自行扫码观看剧场版《迷失的"艾"》。

（李 艳 姚芷潞 王雅涛 罗樱子 庄文萱 何 琪）

第三章

游园活动，寓教于乐

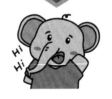

第一节 "艾滋知多少"转转乐
（小学高年级、初中学生）

一、游戏主题目标

通过"艾滋知多少"转转乐游戏，提高游戏参与者学习艾滋病基础知识的兴趣。

二、适用人群

小学高年级、初中学生。

三、适用场景

12月1日世界艾滋病日、6月26日国际禁毒日、5月25日全国大中学生心理健康日、校园文化节等各类主题活动。

四、游戏道具及活动前准备

（1）指针转盘1个（大小根据实际情况设计），分成16个分区，将小学高年级、初中学生应掌握的防艾知识和技能共16题分别印制在转盘的各个分区上（参考图3-1-1）。

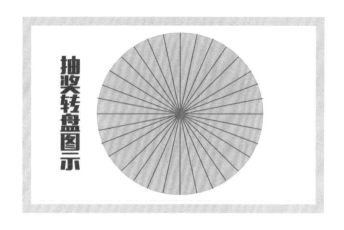

图 3-1-1　抽奖转盘图示

（2）组织工作人员学习游戏规则，使其熟练掌握16个问题及其释义和实操等内容。

（3）按活动现场的实际情况（如活动参与人数、年龄层、性别、偏好等）准备防艾宣传品作为礼品，用于奖励游戏参与者等。

五、游戏步骤

（1）游戏参与者自行转动转盘的指针，回答指针对应的题目。

（2）工作人员给每个答对者发放防艾宣传礼品1份，并向答错者解释正确答案，必要时可以进行实操演示和案例分享。

六、防艾知识和技能问答16题

（1）艾滋病是一种不能治愈的严重传染病，是吗？

答：是的。艾滋病不能治愈，也没有疫苗，但能治疗。艾滋病是一种危害大、病死率高的重大传染病，一旦感染艾滋病，需要终身规律服药，关键是早发现、早治疗。

（2）近年来，我国每年新报告青年学生中艾滋病感染者约3000例，且超过80%的感染者是通过男男同性性行为感染的，是吗？

答：是的。目前，我国青年学生中艾滋病的主要传播方式是性传播，特别是男男同性性行为传播。因发生无保护性行为或被性侵的未成年人感染艾滋病的案例时有发生。近年来，每年新发现的青年学生艾滋病病毒感染者中，超过80%是通过男男同性性行为感染的，大约每12位男男同性性行为者中就有1位是艾滋病病毒感染者。

（3）日常生活和学习接触会感染艾滋病病毒吗？

答：不会。艾滋病病毒感染者和艾滋病病人应该得到理解和关怀，不能歧视他们，要反对社会性歧视。

（4）青少年如果发生过易感染艾滋病病毒的行为，是否要尽早告诉其监护人？

答：是的。青少年如果发生过易感染艾滋病病毒的行为，应尽早告诉其监护人，并及时到指定医院进行咨询。必要时可以采取药物预防措施，降低感染艾滋病病毒的风险，2 小时内服用预防药物的效果最佳，72 小时内服用有效。

（5）可以从外表看出一个人是否感染了艾滋病病毒吗？

答：不可以。艾滋病病毒感染阶段分为急性期、无症状潜伏期和艾滋病期。急性期和无症状潜伏期的感染者没有特殊的体征和症状，不能从其外表判断是否感染了艾滋病病毒，只能通过检测体内病毒的核酸、抗原或者抗体来进行判断。急性期和无症状潜伏期的感染者，虽然从外表看不出，但具有传染性。

感染者经过规范有效的抗病毒治疗，可以使体内的病毒载量持续保持在检测不出的水平，外表也与未感染者无异。因此，不能仅从外表判断一个人是否感染了艾滋病病毒。

（6）发生高危行为（如共用针具吸毒、不安全性行为等）后应主动寻求艾滋病检测与咨询吗？

答：是的。应该早发现、早治疗，这对延长生命时间、提高生命质量更有效。感染艾滋病病毒后应尽早接受抗病毒治疗。

（7）使用新型毒品（如冰毒、摇头丸、k 粉等）会增加感染艾滋病的风险吗？

答：是的。80.3% 的吸毒者承认新型毒品对性有强烈的刺激作用，会使吸食者产生性冲动和发泄的欲望，从而间接增加感染艾滋病的风险。

（8）艾滋病病毒感染者的结婚、就业、入学等权益受法律保护，是吗？

答：是的。但有些特殊行业的入职招考体检有艾滋病检测项目，一旦检测结果为阳性则不会录用。

（9）与 14 周岁以下的未成年人发生性关系，不管对方是否自愿，都是犯罪行为吗？

答：是的。大家应学习掌握相关法律法规知识，运用法律武器降低感染艾滋病的风险并保护自身的安全。与 14 周岁以下的未成年人发生性关系，不管对方是否自愿，都是犯罪行为。如果故意传播艾滋病，是要承担法律责任的。吸毒也是违法行为，一旦发现将受到法律的惩处。

（10）未成年人应避免发生性行为，青少年应尽量推迟首次发生性行为的时间，是吗？

答：是的。因为未成年人的身体尚未发育完全，发生性行为对身体并无好处。

（11）艾滋病的传播途径有哪些？

答：艾滋病的传播途径有血液传播、性传播、母婴传播。

（12）广东省青年学生中艾滋病的感染者向低龄化发展（有小学生经性途径感染艾滋病），是吗？

答：是的。

（13）艾滋病鸡尾酒疗法是用真的酒治疗吗？

答：不是。鸡尾酒疗法是通过多种抗病毒药物进行混合治疗的治疗方法。

（14）青年学生容易感染艾滋病的行为有哪些（至少说出3种）？

答：无保护（不使用安全套）的男男同性性行为，与不知道感染状况的人发生无保护性行为，与多人发生性行为，吸毒或醉酒后发生性行为等。其中，无保护的男男同性性行为是青年学生中最常见的感染方式。

（15）文眉、打耳洞、拔牙等项目中，使用的工具要与体液接触，如果消毒不严格，可能携带艾滋病病毒？

答：是的。

（16）什么是人际交往中的性骚扰、性侵害？

答：凡是引起自己反感、压抑或恐慌的带有性含义的语言、表情、动作、文字、图像、视频、语音、链接或者其他任何方式都是性骚扰，引诱、胁迫等情形下发生的性行为就是性侵害。如果遭遇性骚扰和性侵害，要及时告知可信赖的成年人。

第二节 "艾滋知多少"转转乐
（高中／中职以上学生）

一、游戏主题目标

通过"艾滋知多少"转转乐游戏，提高游戏参与者学习艾滋病基本知识的兴趣。

二、适用人群

高中／中职以上学生。

三、适用场景

12月1日世界艾滋病日、6月26日国际禁毒日、5月25日全国大中学生心理健康日、校园文化节等各类主题活动。

四、游戏道具及活动前准备

（1）指针转盘1个（大小根据实际情况设计），分成16个分区，将高中／中职以上学生应掌握的防艾知识和技能共16题分别印制在转盘的各个分区上（参考图3-2-1）。

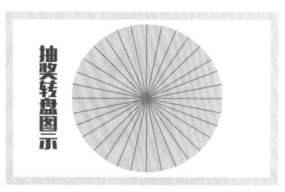

图3-2-1 抽奖转盘图示

（2）组织工作人员学习游戏规则，使其熟练掌握16个问题及其释义和实操等内容。

（3）按活动现场的实际情况（如活动参与人数、年龄层、性别、偏好等）准备防艾宣传品作为礼品，用于奖励游戏参与者等。

五、游戏步骤

（1）游戏参与者自行转动转盘的指针，回答指针对应的题目。

（2）工作人员给每个答对者发放防艾宣传礼品1份，并向答错者解释正确答案，必要时可以进行实操演示和案例分享。

六、防艾知识和技能问答 16 题

（1）艾滋病是一种不能治愈的严重传染病，是吗？

答：是的。艾滋病不能治愈，也没有疫苗，但能治疗。艾滋病是一种危害大、病死率高的重大传染病，一旦感染艾滋病，需要终身规律服药，关键是早发现、早治疗。

（2）近年来，我国每年新报告青年学生中艾滋病感染者约 3000 例，且超过 80% 的感染者是通过男男同性性行为感染的，是吗？

答：是的。近年来，每年新发现的青年学生艾滋病病毒感染者中，超过 80% 是通过男男同性性行为感染的，大约每 12 位男男同性性行为者中就有 1 位是艾滋病病毒感染者。广东省青年学生中艾滋病的感染者正向低龄化发展。

（3）日常生活和学习接触会感染艾滋病病毒吗？

答：不会。艾滋病病毒感染者和艾滋病病人应该得到理解和关爱。日常生活和学习接触，包括共用学习用品、共同进餐、共用卫生间、握手、拥抱等都不会传播艾滋病病毒。蚊虫叮咬也不会传播艾滋病病毒。

（4）坚持正确使用安全套可以减少感染和传播艾滋病病毒的风险吗？

答：可以。需要每次、全程、正确使用质量可靠的安全套。

（5）可以从外表看出一个人是否感染了艾滋病病毒吗？

答：不可以。艾滋病病毒感染阶段分为急性期、无症状潜伏期和艾滋病期。急性期和无症状潜伏期的感染者没有特殊的体征和症状，不能从其外表判断是否感染了艾滋病病毒，只能通过检测体内病毒的核酸、抗原或者抗体来进行判断。急性期和无症状潜伏期的感染者，虽然从外表看不出，但具有传染性。

感染者经过规范有效的抗病毒治疗，可以使体内的病毒载量持续保持在检测不出的水平，外表也与未感染者无异。因此，不能仅从外表判断一个人是否感染了艾滋病病毒。

（6）发生高危行为（如共用针具吸毒、不安全性行为等）后应主动寻求艾滋病检测与咨询吗？

答：是的。发生高危行为后，应尽早主动到疾病预防控制中心或相关医疗机构寻求艾滋病检测和咨询，也可以使用药品监督管理局批准的自我检测试剂进行筛查检测。筛查检测结果为阳性尚不能确定是否感染，还应尽快进行确证检测，以便尽早治疗。进行艾滋病病毒检测时应避开检测窗口期（指从感染艾滋病病毒到在血液中能检测到病毒核酸、抗原或抗体的时期），不同个体的检测窗口期长短存在差异。一般情况下，对于艾滋病病毒来说，抗体检测的窗口期约为 3 周，抗原和抗体联合检测的窗口期约为 2 周，核酸检测的窗口期约为 1 周。

（7）使用新型毒品（如冰毒、摇头丸、k 粉等）会增加感染艾滋病的风险吗？

答：是的。80.3%的吸毒者承认新型毒品对性有强烈的刺激作用，会使吸食者产生性冲动和发泄的欲望。使用新型毒品（如冰毒、摇头丸、K 粉等）或者醉酒会刺激或抑制中枢神经活动，降低个体的风险意识，导致多性伴和无保护性行为的增加，从而间接地增加感染艾滋病病毒及其他性病的风险。毒品可能化身成"可乐""奶茶""糖豆"等，大家需要提高对新型毒品的辨识力，增强对毒品的警惕性，远离毒品，保持身心健康。

（8）艾滋病病毒感染者和艾滋病病人有哪些权利和义务（至少说出 2 种权利和 1 种义务）？

答：艾滋病病毒感染者、艾滋病病人及其家属享有的权利：①不得歧视艾滋病病毒感染者、艾滋病病人及其家属；②艾滋病病毒感染者、艾滋病病人及其家属享有的婚姻、就业、就医、入学等合法权益受法律保护；③未经本人或者其监护人同意，不得公开艾滋病病毒感染者、艾滋病病人及其家属的有关信息；④医疗机构不得推诿或者拒绝对艾滋病病毒感染者或艾滋病病人的其他疾病进行治疗；⑤有关医疗卫生机构应为自愿接受艾滋病咨询、检测的人员免费提供咨询和初筛检测。艾滋病病毒感染者和艾滋病病人应当履行的义务：①应当接受有关机构的流行病调查和指导；②要将感染或者发病的事实及时告知与其有性关系者；③就医时，要将感染或者发病的事实如实告知接诊医生；④要采取必要的防护措施，防止感染他人；⑤不得以任何方式故意传播艾滋病；⑥故意传播艾滋病的，需要依法承担民事赔偿责任；⑦构成犯罪的，依法追究刑事责任。

（9）未成年人应避免发生性行为，青少年应尽量推迟首次发生性行为的时间，是吗？

答：是的。每个人都是自己健康的第一责任人。青年学生应主动接受性健康教育，建立正确的人生观、价值观，丰富课余生活，提高自制力。未成年人应避免发生性行为，青少年应尽量推迟首次发生性行为的时间。成年后，也建议大家保持单一性伴侣，培养积极向上的生活方式，知晓性责任，拒绝和预防不安全性行为，提倡负责任、安全的性行为。

（10）为什么发生男男同性性行为容易感染艾滋病（至少说出 2 种原因）？

答：①肛周黏膜非常容易受到机械性损伤；②群体感染率高；③群体正确使用安全套的比例不高；④存在多性伴的现象；⑤存在群交、使用新型毒品等情况。

（11）艾滋病暴露后预防用药应在多少小时内服用？

答：应在 72 小时内服用，越早服用效果越好。一旦发生不安全性行为等易感染艾滋病病毒的高危行为后，应及时到指定医院进行咨询和检测，并在医生的指导下进行暴露后预防（PEP）用药。暴露后预防用药可以有效降低感染艾滋病病毒的风险，且用药时间越早效果越好，在暴露后 2 小时内服用效果最佳，72 小时内服用有较高的阻断成功率。

（12）使用安全套要做到哪 4 个要素（至少说出 2 个要素）？

答：全程使用，每次使用，正确使用，质量可靠的安全套。

（13）发生哪些行为 / 情形需要检测艾滋病病毒（至少说出 3 种）？

答：①无保护（不使用安全套）的男男同性性行为；②与不知道感染状况的人发生无保护的性行为；③与多人发生性行为；④吸毒或醉酒后发生性行为。

（14）负责任的性行为决定包括哪些方面（至少说出 3 种）？

答：①身体条件允许；②心智足够成熟；③外部环境适宜；④双方知情同意；⑤充分沟通；⑥尊重彼此底线、节奏；⑦双方的愉悦与安全；⑧风险的控制和应对。

（15）经常发生高危行为应该每几个月进行 1 次艾滋病病毒检测？

答：建议每 3 个月进行 1 次检测。

（16）和感染状况不明的人（如网友和朋友）发生性行为后应该怎么做（至少说出 3 种正确做法）？

答：①尽早主动到疾控中心或相关医疗机构寻求艾滋病咨询和检测；②使用药品监督管理局批准的自我检测试剂进行筛查检测；③在医生的指导下进行暴露后预防（PEP）用药。

第三节 "是鱼还是祸"为"艾"垂钓

一、游戏主题目标

通过"是鱼还是祸"为"艾"垂钓游戏，帮助游戏参与者了解、掌握需要检测的行为／情形。

二、适用人群

青年学生（15～24岁）。

三、适用场景

12月1日世界艾滋病日、6月26日国际禁毒日、5月25日全国大中学生心理健康日、校园文化节等各类主题活动。

四、游戏道具及活动前准备

（1）制作道具：①将若干带钩小木棍作为"鱼竿"；②将若干带洞眼的"鱼"卡片作为"鱼"（图3-3-1），卡片上分别标注各种需要或不需要检测的行为／情形（表3-3-1）；③将2个大纸盒作为"鱼缸"，纸盒上分别标注"需要检测的行为／情形"和"不需要检测的行为／情形"字样。

（2）准备青年学生（15～24岁）应该了解、掌握的艾滋病需要或不需要检测的行为／情形及其释义若干（表3-3-2、表3-3-3），组织工作人员学习游戏规则，使其熟练掌握游戏核心知识、释义及实操等内容。

（3）按活动现场的实际情况（如活动参与人数、年龄层、性别、偏好等）准备防艾宣传品作为礼品，用于奖励游戏参与者等。

共用注射器吸毒　　　输入未经检测的血液　　　吸食新型毒品

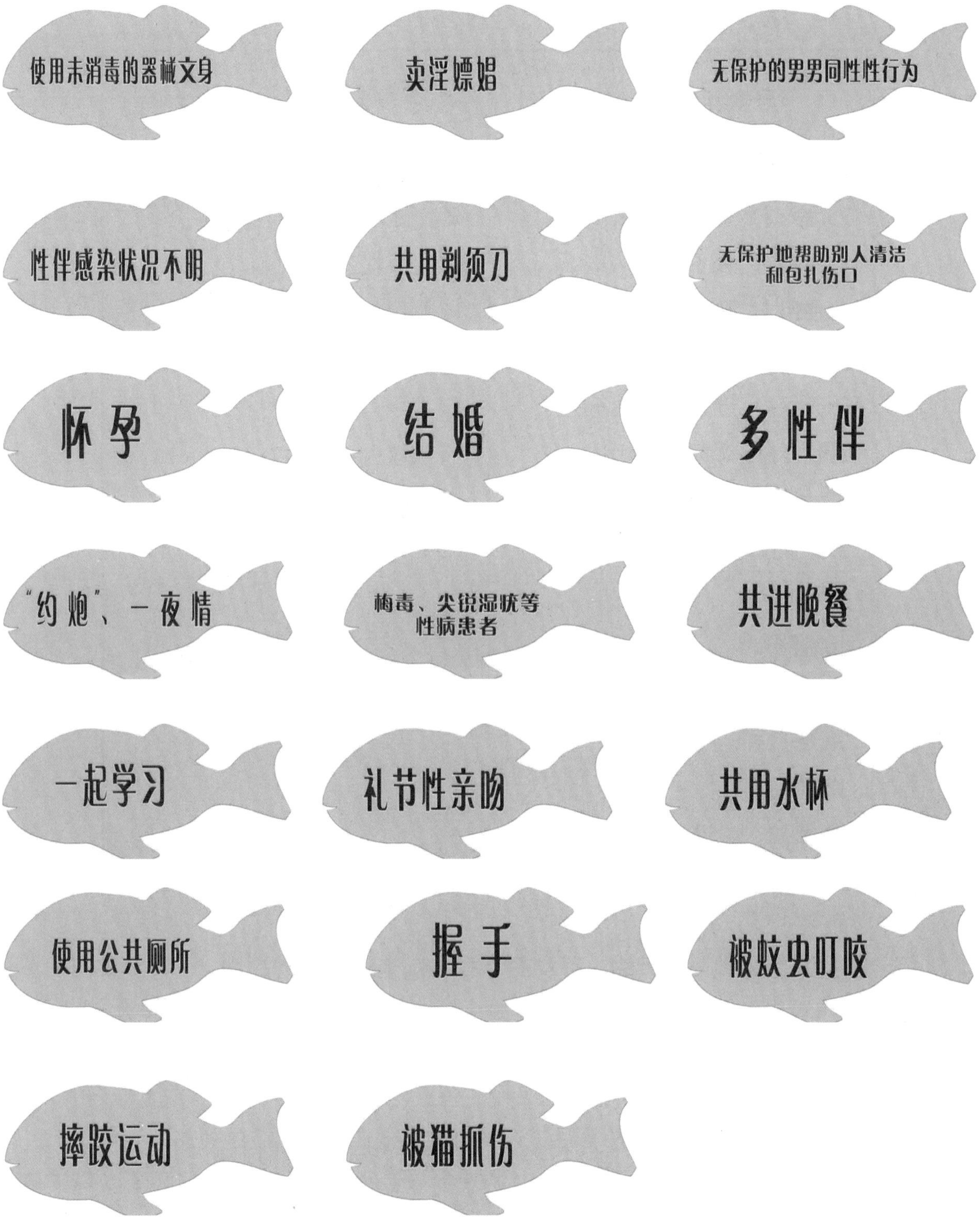

使用未消毒的器械文身

卖淫嫖娼

无保护的男男同性性行为

性伴感染状况不明

共用剃须刀

无保护地帮助别人清洁和包扎伤口

怀孕

结婚

多性伴

"约炮"、一夜情

梅毒、尖锐湿疣等性病患者

共进晚餐

一起学习

礼节性亲吻

共用水杯

使用公共厕所

握手

被蚊虫叮咬

摔跤运动

被猫抓伤

图 3-3-1 "鱼"卡片示意图

表 3-3-1 "鱼"卡片上需要或不需要检测的行为 / 情形

需要检测的行为 / 情形	不需要检测的行为 / 情形
1. 共用注射器吸毒	1. 共进晚餐
2. 输入未经检测的血液	2. 一起学习
3. 吸食新型毒品	3. 礼节性亲吻
4. 使用未消毒的器械文身	4. 共用水杯
5. 卖淫嫖娼	5. 使用公共厕所
6. 无保护的男男同性性行为	6. 握手
7. 性伴感染状况不明	7. 被蚊虫叮咬
8. 共用剃须刀	8. 摔跤运动
9. 无保护地帮助别人清洁和包扎伤口	9. 被猫抓伤
10. 怀孕	
11. 结婚	
12. 多性伴	
13. "约炮"、一夜情	
14. 梅毒、尖锐湿疣等性病患者	

五、游戏规则

（1）按照现场人数随机分组，游戏参与者可以根据自己的判断，在 3 分钟内用"鱼竿"将"鱼"卡片钓起并投放到对应的"鱼缸"（标注有"需要或不需要检测的行为 / 情形"字样的盒子）中。

（2）计时结束后，由工作人员清点 2 个"鱼缸"里的"鱼"卡片，放置准确的"鱼"每条计 1 分，放错不得分。计算总分后按照得分的高低，发放相应的礼品。

（3）游戏结束后，工作人员应及时对游戏参与者和围观者的知识误区予以科普和释疑。

六、游戏词条及其释义

青年学生（15 ~ 24 岁）应该了解、掌握的艾滋病需要或不需要检测的行为 / 情形及其释义，见表 3-3-2、表 3-3-3。

表3-3-2 需要检测的行为／情形及其释义（供参考）

需要检测的行为／情形 （即危险行为）	释义
共用注射器吸毒	被艾滋病病毒污染的血液混合毒品一起被注射进身体，从而导致血液传播
输入未经检测的血液	血液属于高危体液，同时满足质量、数量与体液交换3个条件时可导致血液传播
吸食新型毒品	新型毒品会让人意识混乱且性欲高涨，极易发生无保护性行为
使用未消毒的器械文身	多人共用1个被污染的文身器械，可导致血液传播
卖淫嫖娼	多性伴、无保护性行为，均属于高危性行为
无保护的男男同性性行为	肛门黏膜在发生插入性行为的时候容易受损，若无保护措施，危险体液（精液）极易进入伤口导致体液交换，造成性传播
性伴感染状况不明	一个人是否感染艾滋病不能从其外表看出
共用剃须刀	剃须刀容易刮破皮肤沾染血液，导致血液传播
无保护地帮助别人清洁和包扎伤口	帮助他人的时候，手部的伤口容易接触他人的血液，导致血液传播
怀孕	感染HIV的孕产妇在妊娠、分娩、母乳喂养过程中均可能导致母婴传播，将HIV传染给胎儿／婴儿
结婚	婚前检查一旦发现艾滋病检测阳性，有助于采取措施防止婚内传播和母婴传播
多性伴	多性伴容易发生感染，需要定期做检测
"约炮"、一夜情	无法判断对方的健康状况，需要做检测
梅毒、尖锐湿疣等性病患者	感染性病会增加感染艾滋病的风险，因此需要做检测

表3-3-3　不需要检测的行为／情形及其释义（供参考）

不需要检测的行为／情形 （即安全行为）	释义
共进晚餐	唾液属于低危体液，交谈时喷出的口水含病毒量极低，远不足以造成传播
一起学习	日常接触是低危行为
礼节性亲吻	皮肤接触不会造成体液交换
共用水杯	唾液属于低危体液，水杯中的口水含病毒量极低，远不足以造成传播
使用公共厕所	尿液、粪便属于低危体液，难以满足数量条件
握手	皮肤接触无法满足数量与体液交换条件
被蚊虫叮咬	蚊虫一般只吸血不吐血，即使吐血也无法满足数量条件
摔跤运动	摔跤难以满足体液交换条件
被猫抓伤	猫不携带艾滋病病毒

需注意：被猫抓伤虽然没有感染艾滋病病毒的风险，但是有感染狂犬病毒的风险，须立即前往医院的"犬伤门诊"接种疫苗或免疫球蛋白。

以上释义仅供参考，工作人员判断的原则是：只要双方没有体液交换就不会感染艾滋病病毒。参与者在讨论中，因为考虑到不同的具体情况，可能对某些答案无法认同。例如，可能有人认为摔跤运动容易出血，是危险行为，也可能其他人认为这种出血只要双方没有伤口接触，就是安全的。只要言之有理，工作人员允许参与者有不同的意见。并且强调，如果没有预防意识，安全行为也可能变成危险行为；如果时刻采取预防措施，危险行为也可能变为安全行为。建议大家加强预防意识，但也不用对正常的社会交往感到恐惧，以至于草木皆兵。

关于艾滋病病毒的传播条件：艾滋病病毒存在于人的体液中，但不能在昆虫等动物的体内存活。只有同时满足数量、质量和传播途径（体液交换）3 个条件才能传播艾滋病病毒。

（1）数量。只有血液、精液、阴道分泌物、乳汁、伤口渗出液等体液中含有足够量的艾滋病病毒，才能够传播，其他体液不能。

（2）质量。艾滋病病毒离开人体后是脆弱的，常用消毒剂就可以杀死它，而且，在干涸的血液和凝固了的体液中它也会失去活性，丧失传染能力。

（3）体液交换。艾滋病病毒不能穿过完整的皮肤和黏膜，只有皮肤和黏膜有了破损，含艾滋病病毒的体液恰好由此进入人体，才会导致传播。

以上 3 个条件要同时具备才会感染艾滋病病毒，若不是同时具备，艾滋病病毒就无法传播。

第四节 "检测知多少"你说我猜

一、游戏主题目标

通过"检测知多少"你说我猜游戏，帮助游戏参与者了解、掌握需要检测的行为/情形。

二、适用人群

青年学生（15～24 岁）。

三、适用场景

12 月 1 日世界艾滋病日、6 月 26 日国际禁毒日、5 月 25 日全国大中学生心理健康日、校园文化节等各类主题活动。

四、游戏道具及活动前准备

（1）视现场情况准备白色卡片若干套，每套 32 张，每张卡片分别写上 32 个与活动主题相关的词语（详见表 3-4-1），包括各种需要或不需要检测的行为/情形。

（2）准备 2 个大盒子，盒子上分别标注"需要检测的行为/情形"和"不需要检测的行为/情形"。

（3）组织工作人员学习游戏规则，使其熟练掌握相关词语的释义及实操等内容。

（4）按活动现场的实际情况（如活动参与人数、年龄层、性别、偏好等）准备防艾宣传品作为礼品，用于奖励游戏参与者等。

五、游戏规则

（1）按照现场情况，将 2 人分为 1 组，游戏参与者可以自行确定好本组猜题者和表达者的角色，每轮游戏限时 5 分钟。在规定的时间内，各组猜出答案并将卡片投进正确盒子的数目达到既定数量，即可获得相应的奖励。

（2）工作人员需要事先准备好 1 套卡片（32 张），等参与游戏者就位后，工作人员开始计时并摆放好卡片。游戏过程中，表达者可以进行肢体比画或者语言描述，但描述时不可出现与卡片上相同的字词；猜题者遇到猜不出的题目可以选择跳过。

（3）结合表 3-4-1 的内容可知，卡片上的部分词语会出现对应 2 种不同的具体情况，如表 3-4-1 中的输血、针管注射、刮胡须等。若题目是以上这种情况，猜题者只需要猜出"输血"等关键词即可，不用答出括号里的内容。

（4）猜题者猜出正确答案后，工作人员可以公布卡片内容，再请两位游戏参与者根据卡片上的具体内容共同判断出现这个行为/情形后是否需要进行 HIV 检测，并由工作人员协助游戏参与者将卡片投进相应的盒子里（"需要检测的行为/情形"和"不需要检测的行为/情形"）。

（5）若游戏参与者在投卡片环节出现错误，工作人员无须立刻打断，可以在通过盒子里的卡片分类清算参与者的答题情况时，与参与者进行讨论，告知其正确的答案，并对其知识误区部分进行科普和释疑。

六、游戏词条及其释义

表 3-4-1　卡片上的词语

不需要检测的行为／情形	需要检测的行为／情形
1. 戴安全套 2. 输血（使用经过消毒的医疗器械，或输入经过检测的血液等） 3. 针管注射（使用经过消毒的器械） 4. 刮胡须（独自使用） 5. 拥抱 6. 礼节性亲吻 7. 打针（使用消毒后的器械） 8. 消毒 9. 握手 10. 喝水 11. 拔牙（使用正规的医疗器械） 12. 蚊虫叮咬 13. 包扎伤口（做好保护措施） 14. 文身（使用正规的相关器械） 15. 吃饭 16. 刷牙（独自使用） 17. 坐公交车 18. 亲脸 19. 打耳洞（使用消毒后的器械） 20. 流汗 21. 打喷嚏 22. 写作业	1. 吸毒 2. 输血（使用未经过消毒的医疗器械，或输入未经检测的血液等） 3. 针管注射（使用未经过消毒的器械，或共用注射器吸毒） 4. 刮胡须（与他人共用剃须刀） 5. 打针（使用未经过消毒的器械） 6. 拔牙（使用不正规的医疗器械） 7. 包扎伤口（无保护） 8. 文身（使用未经过消毒的、不正规的相关器械） 9. 刷牙（共用牙具） 10. 打耳洞（使用未经过消毒的、不正规的医疗器械）

需注意：表 3-4-1 括号里的内容，也需要出现在卡片上，但是猜题者在猜题过程中不用猜出括号里的内容，只需要猜出前面的词语即可。

若游戏参与者在投卡片环节出现错误，工作人员可在游戏结束后为游戏参与者答疑解惑，并进行进一步的探讨。例如，输血，如果是在正规的医院，使用经过消毒的医疗器械，那么感染风险是极低的；但是如果去不正规的医院或者使用未经过消毒的医疗器械，则会有较大的感染风险，这个时候，需要尽早去做检测！

需要检测的行为 / 情形及其释义（供参考）见表 3-4-2。

表 3-4-2　需要检测的行为 / 情形及其释义（供参考）

需要检测的行为 / 情形	释义
吸毒	传统毒品有些是通过静脉注射的，容易通过血液传播导致感染；新型毒品会让吸食者性欲高涨且意识混乱，容易发生无保护措施的性行为
输血（使用未经过消毒的医疗器械，或输入未经检测的血液等）	未经检测的血液属于高危体液，能够满足质量、数量与体液交换 3 个条件
针管注射（使用未经过消毒的器械，或共用注射器吸毒）	使用未经过消毒的器械，容易通过血液传播导致感染。此外，吸毒人员通常会将血液混合毒品一起注射进身体，从而通过血液传播导致感染
刮胡须（与他人共用剃须刀）	剃须刀容易刮破皮肤沾染血液，进而通过血液传播导致感染艾滋病病毒
打针（使用未经过消毒的器械）	使用未经过消毒的器械，容易通过血液传播导致感染艾滋病病毒
拔牙（使用不正规的医疗器械）	容易通过血液传播导致感染
包扎伤口（无保护）	无保护地帮助别人清洁和包扎伤口时，手部的伤口容易接触他人的血液，进而通过血液传播导致感染艾滋病病毒

续表

需要检测的行为／情形	释义
文身（使用未经过消毒的、不正规的相关器械）	多人共用 1 个文身器械，容易通过血液传播导致感染艾滋病病毒
刷牙（共用牙具）	容易通过血液传播导致感染艾滋病病毒
打耳洞（使用未经过消毒的、不正规的医疗器械）	多人共用 1 个器械，容易通过血液传播导致感染艾滋病病毒

需注意：表 3-4-2 的释义仅供参考。工作人员判断的原则是：只要双方没有体液交换就不会感染艾滋病病毒。在最后的总结阶段，需要工作人员向游戏参与者明确哪些行为／情形检测，并且强调，如果没有预防意识，安全行为也可能变成危险行为，如果时刻采取预防措施，危险行为也可能变为安全行为。建议大家加强预防意识，但也不用对正常的社会交往感到恐惧，以至于草木皆兵。

第五节 "安全套与避孕药"拍手游戏

一、游戏主题目标

通过"安全套与避孕药"拍手游戏，活跃课堂气氛，以及帮助游戏参与者提升参与学习的兴趣。

二、适用人群

高中／中职以上学生。

三、适用场景

培训、宣讲的暖场活动。

四、游戏环节

1. 游戏规则

（1）将现场的同学分为人数相等的 2 个组："安全套"组和"避孕药"组。以 2 个组分别出一人的方式成对，两两成对后面向对方，主持人喊"准备"时，双方双手的手心相对呈拍手状放于胸前，当听到关键词"安全套"或"避孕药"时，"安全套"组或"避孕药"组的组员拍一下"避孕药"组或"安全套"组组员的手。可以安排工作人员上台为大家演示。

（2）主持人需要测试游戏规则的掌握情况。参考语术有：好，我们先来看一下，大家有没有搞清楚自己的分组，"安全套"组的同学在哪里？一起比个"耶"。"避孕药"组的同学在哪里？打个招呼挥挥手。在正式开始之前我们再来试一下，看大家有没有理解这个游戏的规则：（游戏试玩铺垫词）安全期不是一种安全的避孕方式，但安全套是比较安全的避孕方式，正确服用避孕药也可以起到较好的避孕效果。

2. 游戏正式内容

（注意：使用抑扬顿挫的语气念出下列内容，并适当断句，营造紧张的气氛。）

在一个花好月圆的晚上，阿香和阿雄出门约会，约会完太晚了，回不去学校，于是他们就来到了酒店。其实，晚上约会，阿雄怎么可能没有想到回不去学校呢？原来他对于现在的情况早有准备，等到酒店后，他从包里拿出了 1 包口罩。

阿雄："今晚我们'make love'吗？"

阿香："那你要戴安全套哦！"

阿雄："我算过了，今天是你的安全期，不戴套也不会怀孕的。"

阿香："安全期也不是绝对安全的，我可不想每次都吃紧急避孕药，你能不能戴安全套呀？"

阿雄："戴套不舒服呀，那宝贝我就蹭蹭不进去，好吗？"

阿香这时候跟阿雄说："滚！"

阿雄跑去问阿梦，有没有什么东西既可以让阿香不用吃紧急避孕药，又可以让他不用戴套。阿梦兴致勃勃地从口袋里掏出了 1 盒零食，说："我边吃边帮你想哈……其实，安全套不仅可以避免怀孕，还能有效预防艾滋病及其他性病。阿香也可以选择吃短效避孕药，从她经期的第一天就开始吃，连吃 7 天后就可以不用戴套'啪啪啪'了。短效避孕药是否可以服用、具体如何服用，应该咨询医生，谨遵医嘱。

3. 主持人总结游戏

相关话术可参考如下：通过这个游戏，我们了解到，安全套和避孕药都是安全有效的避孕方式。需要注意的是，服用避孕药要慎重，自行购买服用的话一定要仔细阅读说明书。此外，需要特别提出的是，全程、正确使用安全套不仅可以避孕，还能有效预防艾滋病及其他性病，强烈推荐使用安全套哦！

（付笑冰　陈柳言　童　峰）

第四章

典例剖析，以案为鉴

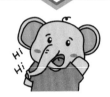

第一节　崩溃的母亲和沉默的儿子

　　一个阴天的下午，一位眼睛发红的母亲带着身穿校服、染着一头黄发的儿子来到了粤东某市艾滋病自愿咨询检测门诊。医生询问母子的来意，母亲一开口就忍不住落下了眼泪，儿子则漫不经心地低头玩手机。

　　医生起身给母亲倒了一杯热水，让她先冷静一下。片刻后，母亲开始低声诉说发生了什么。母亲说，儿子小丁在班里的成绩还可以，从来没有惹过事。但是，她这两天发现才上初二的小丁去找过"小姐"，很担心孩子会不会感染艾滋病及其他性病，感觉天都要塌下来了。母亲还说，要不是查看孩子的手机发现了蛛丝马迹，她根本没想过这种事情会发生在自己孩子的身上。

　　听完母亲的叙述，医生转向坐在旁边的小丁，问他这是什么时候发生的事情？小丁沉默不语。医生安慰小丁不要紧张、担心，并表示医生现在了解他的具体情况只是为了更好地帮助他，他和母亲说的情况都是保密的，不会透露给学校老师。小丁听后，点了点头。医生接着问小丁，是不是跟"小姐"发生了性行为？当时有没有戴安全套？小丁先是点头，然后摇头，继续低头玩手机。

　　从母子的叙述和回应中，医生判断小丁与"小姐"发生的无套性行为还没有超过3个月，尚在艾滋病的窗口期内，于是建议小丁先做一次艾滋病检测，过一段时间（距无套性行为3个月后）再来检测一次或关注当地的艾滋病自检服务公众号申领自检包，在家自行检测。医生留下了小丁母亲的手机号，便于后续随访。医生还跟小丁谈到，处于青春期的青少年，在生理上、心理上会有很多的变化，对"性"好奇这很正常，但是需要用正确的态度和方法去应对，分清楚爱情、欲望，不要为了满足一时的好奇心、找刺激，或者和朋友之间有所谓的"比拼"，而使自己陷入危险的境地。直到这时，小丁才放下了手机，看着医生若有所思地点起了头。随后，医生给小丁安排了艾滋病检测。阴性的检测结果出来后，小丁母亲的心情也平复了许多，带着小丁离开了门诊。

第二天，惴惴不安的母亲还是觉得不放心，独自一人再次来到了门诊。她说，自己很想知道：①若是孩子感染了艾滋病要怎么办？②怎么跟孩子谈论"性"这个话题才不会引起孩子反感？医生一方面向她解释国家的艾滋病"四免一关怀"政策；另一方面也指出，小丁现在处于青春期，对于"性"难免会感到好奇、有性冲动，容易受到同伴的影响去尝试，但缺乏自我保护意识，很容易因偷尝禁果而受到伤害。家长应该跟孩子多沟通，大大方方地告诉他青春期会面临的一些情感和性方面的问题，引导他释放压力。

窗口期时间一晃而过，距离小丁发生无套性行为3个月过去了，小丁申领自检包进行自我检测后测出的结果仍是阴性。医生打电话进行了随访并了解相关情况，电话里小丁母亲如释重负，表示心里的大石头终于落了下来。小丁母亲再三感谢医生的解答与指导，并谈及以前她很忙，一家人两三天才能一起吃顿饭，但现在她会争取多回家跟孩子一起吃饭，在饭桌上她还会跟小丁聊天，了解小丁在学校和同学的事情，而不是仅仅关注他的学习成绩，这段时间，家里的气氛比以前好多了。最后，小丁母亲还表示，这次的事情不仅是给小丁的教训，也是给自己的提醒，今后自己一定要多主动了解、学习孩子性教育方面的知识和方法，做好孩子的人生导师。

案例启示

（1）当前，大众的性观念愈趋自由、开放、多元，青春期学生处于成长期，心智尚未成熟，其性心理行为容易受到社会的不良影响。然而，我国的性教育却未能跟上青年学生性观念开放的步伐，一边是像小丁一样的同学渴求了解性知识、对性跃跃欲试，另一边是家长、学校、社会对青少年性教育普遍讳莫如深，甚至抵触性教育。尤其是许多家长像小丁妈妈一样，是性教育知识极为匮乏的一代，缺乏对孩子进行性教育启蒙的意识和能力。

（2）我国2021年6月1日正式实施的《中华人民共和国未成年人保护法》（修订版）提出，学校、幼儿园应对未成年人开展适合其年龄的性教育。对此，学校应予以认真贯彻落实。一方面，应主动为学生提供准确且适龄的性知识、性态度和性技能教育，引导学生树立正确的性价值观，尤其是要加强学生拒绝危险性行为的技巧培训，训练学生性行为特别是关于 MSM（men who have sex with men）的决策技能，使学生有能力对吸毒、不安全的性行为、卖淫嫖娼等不良行为说"不"，能在恋爱、交友方面做出明智的决定。另一方面，可以积极利用家长课堂，帮助在性教育极度匮乏年代成长起来的家长们补习性知识，通过家校联动做好学生的性教育工作。

第二节　得知儿子感染艾滋病，我声嘶力竭地哭

我是一个 18 岁孩子的母亲，和孩子的父亲得知儿子感染 HIV 的那个晚上，我们整夜都没有睡觉，一直在沙发上坐到了天亮。号哭、恐惧、质询与争拗缠绕在我们这个本已经有冲突的家庭中。

母亲的自述，两代人的争执与隔阂

我和丈夫经营小生意，虽然没有大富大贵，但日子也还算凑合。"艾滋病"是一个令人畏惧的词，它打破了我们宁静的小日子。农村人常说，这是"不干净"的人才会染上的病。我和孩子的父亲那一代人没有读过多少书，只知道这是一个"治不好"的病。得知儿子的检测报告是"HIV 阳性"时，我和他父亲质问儿子："发生了什么事情？为什么会染上这个病？"儿子一言不发，在他父亲的逼问下，双方发生了激烈争吵。儿子说："你们不要管我，我会自己处理。"顿时，像有一块大石头轰然砸向了我的胸口，难过和窒息感压得我喘不过气，我的眼泪不断地往下掉。

冲突与不解、恐惧与担心、难过与失落，复杂的思绪包围着我们一家三口。一时之间，想到为家庭付出的努力都要被摧毁了，我的心里很难过。儿子进入青春期之后，跟我们的沟通越来越少，很多心里话他也不愿意和我们说。初中毕业之后，儿子因成绩不好，上了一所普普通通的职业学校，学校距离我们家较远，导致他隔好长一段时间才回家。

虽然他们父子的关系不好，经常吵架，但知道这个事情之后，孩子父亲也是心痛万分，

接受不了这个事实。我们夫妻都想不明白，一个 18 岁的孩子，究竟是从哪里感染这个病的？得了这个病寿命还能有多长啊？会不会误诊了？各种问题在我的脑海中盘旋。

为人父母，我只希望自己的孩子健健康康就好，但儿子表现得很抗拒，不想我们干预，还说要自己一个人到医院处理、治疗。我很不安，大哭着说我也要一起去。几番争执，儿子才同意我的陪同。

医务社工的帮助，母亲的转变与支持

来到医院，医务社工跟我们说："这虽然是一个严重的传染病，但也可以说是一个慢性疾病，目前是可以治疗的。好好治疗的话，甚至几乎不影响寿命。"儿子很不愿意我和医务社工多聊，但我的内心有很多疑问，心急如焚："这个病究竟是从哪里感染的？年纪还这么小就有这个病，以后的生活怎么办？"我想破脑袋也想不到原因，唯一能够想到的是，儿了可能是偷尝禁果，和女生发生了性关系。

医务社工安抚我的情绪，并耐心解答我内心的疑虑与困惑："不用担心，这不是绝症，坚持按规范吃药是可以控制的，家人需要多些支持和理解。"显然这些解答依然不能使我内心平静，除了儿子患病的问题，其实我们之间还有很多的冲突与矛盾，我不知道怎么和儿子沟通。

医务社工敏锐地识别到我和儿子之间在沟通与互动方面存在问题，我哭诉着表达了自己遇到的困难：孩子自从进入青春期之后，很多事情都不和我们讲了，有事情也只喜欢和他同龄的表姐说，不愿意和我们说。他和谁交往、接触，这些他只会和他表姐讲。有时候我们争吵激烈，他还会离家出走。医务社工倾听了我的讲述，并和我分析："这是孩子的叛逆期，你们存在一些沟通的问题，但是更需要的是理解和尊重。"医务社工建议我理解孩子已经成年，有自己的想法和个人隐私，不会事事都和父母诉说。父母也应当主动学习孩子在这一阶段可能遇到的问题，并给予支持。

关于儿子的感染途径，医务社工也回应我："广东目前发现的经性途径感染 HIV 的年龄最小的青年学生是 12 岁，12 岁的初中生被发现感染了艾滋病。这个阶段可能开始有性行为了。但具体他跟谁发生的性行为，怎么样发生的性行为，没有必要追问他了，因为他自己也长大了，他有自己的隐私，需要父母尊重他，感受到被尊重他才能和父母沟通。像我今天跟你一样，要足够尊重才能沟通。他愿意跟你说多少就听他说，不愿意跟你说也没有关系。父母不要太着急，你要走进孩子的内心，他才愿意跟你说更多的事情。"

医务社工一直陪伴和支持我，还教导我如何与孩子正确沟通，如何无条件支持、保护孩子的隐私，以及艾滋病的防治等知识。至此，我才慢慢尝试着去理解这一疾病发生在我的家庭成员身上。

案例启示

　　青少年学生感染艾滋病是全社会关注的议题，越来越多的青少年学生感染HIV 的状况，令人忧心。近些年，在接待的学生感染HIV 的个案当中，多数为男男同性性行为接触者，不安全性行为是其感染的最大原因。然而，家庭作为学生最可能接触到性教育的第一阵地，却无法给孩子提供科学的性教育知识与安全性行为的决策能力，这使得孩子们错过了人生"最重要的一课"。性教育应该从小开始，最理想的是从家庭开始。但是，在中国的文化里，很多父母甚至不清楚如何开口谈"性"，更没有能力开展家庭性教育。如果能够创造有效、支持的家庭环境，在孩子发生性行为之前就教育他们学会如何保护自己、如何做出对自己负责的性行为选择，或许可以避免感染艾滋病。

第三节　网络邂逅后，急奔 VCT 门诊的 4 名男中学生

　　小黄是粤东某市的 1 名高一学生，从小性格内向，没什么朋友。上高中开始住校后，他的母亲为了方便联系，给他买了 1 部智能手机，他无聊时就加入了附近的 QQ 群。

　　一天，QQ 群里突然有人聊起了开房的经历，刚开始小黄并未在意，因为在学校里也会经常听到男女朋友交往的八卦，直到后来听到是 2 名男性去开房时，他开始好奇起来，还幻想着自己作为主角加入。几天后，他鼓起勇气给分享人私发了信息，聊起来才发现分享人竟近在咫尺，是同校高三学生小姚，于是他们很快就熟络了起来。没过几天，在小姚的邀请下，小黄又加入了另外一个 QQ 群，群里十几个人都是本地的中学生，大家互相在群里东拉西扯，偶尔会有人分享一些男男之间"不可描述"的事情，小黄像发现了新天地。每当群里有类似的分享，他都会怦然心动，迫不及待地想去尝试，最后实在按捺不住好奇心，于是决定约小姚周末到宾馆开房。得到小姚的应允后，他还谨慎地在网络上搜索了男男交往的注意事项，知道无保护性行为可能会感染艾滋病，于是网购了艾滋病检测试纸。

　　周末很快到了，小黄既兴奋又紧张，与小姚一见面就迫不及待地"啪啪啪"起来，但"菊花"剧烈的疼痛让他感到难以继续。紧急叫停后，他从书包里拿出了艾滋病检测试纸，

提议小姚跟他一起做个检测。然而，小姚满不在乎地说："你不信任我，我们都是学生，我一点事都没有，肯定是安全的。"后来，在小黄的坚持下，两人都做了检测，结果小姚的检测板显示出两条横杠——阳性！小黄顿时吓得魂飞魄散，夺门而出。

回到家后，小黄过了许久才回过神来，于是向 QQ 群里经常联系的几个人发去了信息，询问他们有没有和小姚发生过关系，没想到竟然有 3 名同学回答曾和小姚开过房。在和大家说清楚事情的原委后，小黄和这 3 名同学约定周五一起到疾病预防控制中心（简称"疾控中心"）抽血做检测。等待周五到来的几天是最煎熬的，小黄同时也发信息让小姚一起去做检测，但对方没有回复。

周五约定的时间到了，小黄一行 4 人忐忑不安地走进了疾控中心艾滋病自愿咨询检测（HIV voluntary counseling and testing，VCT）门诊。其中，小林和小明是 A 中学的初三学生，小谢是 B 中学的初二学生。当疾控中心的医生看到穿着不同款式校服的同学一起进来，颇为诧异。医生询问他们是否确实需要做检测时，只有小黄文文吾吾地回答了，其他人都低头不吭声。

在医生的耐心引导下，小黄讲述了自己与小姚之间的来龙去脉，其他 3 人也表示都跟小姚发生过性关系。与小姚发生性关系最早的是小谢，他从初一第二学期开始，目前与小姚已经发生了五六次性行为。随后，医生给 4 人先后进行了采血检测。在等待检测结果的时候，医生一边安慰他们不要太紧张，一边了解他们的成长经历，发现 4 名同学的家庭情况类似：父母忙于工作或长年在外地，平时与孩子的交流不多，只过问学习成绩，且 4 人均因性格内向，沉迷于网络世界，上网时，无意中接触到了男同性恋者，因为好奇心与性冲动，陷进了男同性恋圈子的"花花世界"。

半个小时后，检测结果出来了，4 人全部为阴性。医生根据咨询结果判断，小黄未过窗口期，需要再次检测；其余 3 人从和小姚发生末次性关系到检测时已超过 3 个月，可以排除感染风险。

后来，在经历 2 个多月的窗口期煎熬后，小黄再次来到了疾控中心进行检测。当得知检测结果为阴性的那一刻，小黄禁不住痛哭流涕。4 位同学纷纷表示，在医生的帮助下，已经深刻认识到正处于青春期的学生，虽然身体发育了，但心理尚不成熟，极容易被诱惑、受到伤害，这次检测向他们敲响了警钟，他们以后一定会提高警惕、拒绝危险行为、保护好自己。

此外，医生经过多番努力，联系上了小姚，得知他已经到医院做了检测，确诊感染了艾滋病，并已经接受了抗病毒治疗。

案例启示

（1）互联网性安全教育亟待加强。我国是互联网大国，截至2020年3月，我国的网民规模达9.04亿，其中手机网民的规模达8.97亿，互联网普及率达64.5%。互联网的发展深刻地影响着整个社会。众所周知，当代青年学生高度依赖互联网进行生活、学习、娱乐，网络信息触手可及。与此同时，他们的性意识启蒙早，对性的关注、求知欲强，容易冲动，勇于探知和尝试，但对行为后果考虑不周。对此，学校、家长应予以重视，加强开展互联网性安全教育，引导青年学生在网上冲浪时要正确辨识、拒绝不良的性信息，避免在网络的芜杂不清的信息摸索中陷入虎口、受到伤害。

（2）校园同性恋问题应引起关注。当代青年学生思想开放且新潮，对同性恋充满好奇，同性恋在校园里也不是什么新鲜事。北京市一项涉及619名中学生的调查发现，33.8%的学生表示身边有同性恋存在，其中有6.5%的学生表示这种现象会对自己产生影响。中学生对同性恋的认知程度不高，态度较为宽容。根据调查结果可知，在目前中学校园存在同性恋现象的客观情况下，有关部门和学校应加强对中学生进行性知识健康教育，在中学生中有针对性地开展性教育，普及同性恋的相关知识，同时加强对艾滋病防治知识的宣传教育，引导中学生树立健康的人生观、价值观和性爱观，促进中学生健康成长。

第四节　确诊感染艾滋病后，他选择了自我逃避

患者小米（化名）是东莞某高校的大一新生。

高三那年，虽然已和同学一起在学校度过了成人礼，但实际上离18岁的生日还有几个月的小米，因感染带状疱疹前往当地医院诊治，艾滋病筛查结果为HIV阳性，他的血液样本被送往了疾控中心确证。收到确证结果为阳性的那一刻，小米至今难以忘怀。

不速来电后的自欺欺人

那天早上，正在上英语自习课的小米接到了来电，电话那头传来了当地疾控中心医

务社工大雄的声音。在核实接电话的是小米本人后，大雄说："小米，你的血液中检查出有 HIV 抗体，已经确诊感染了 HIV。因为你还是未成年人，考虑到你较难有能力承受感染 HIV 带来的压力，且你现在需要父母给予经济上与情感上的支持，所以建议你叫上你的父母一同前往我们疾控中心艾滋病自愿咨询检测门诊领取阳性检测报告。同时，我们会为你和你的父母提供咨询服务，并指导你下一步接受治疗。"此时的小米大脑一片空白，仍故作镇定，回复了一句"哦，拜拜"，就掐断了通话。

之后，小米像埋头逃避的鸵鸟一样，在同学和老师面前装作什么事情也没有发生，照常生活、上学，一直都没有去疾控中心领取阳性检测报告。每当收到社工大雄的来电追访，劝说他赶紧去治疗的时候，小米都装作配合的样子，口头应承敷衍"我会去接受治疗的"。

对于不时出现的感冒、发烧，小米会以自欺欺人的理由宽慰自己："我只是偶尔感冒、发烧，其他方面都很健康，根本不像网上说的那样，会有很严重的感染，并不需要接受治疗。"由于害怕隐私暴露，特别是害怕父母和身边的人知道疾控中心跟自己有瓜葛，他还更换了电话号码，让社工大雄无法联系上他。

逃避也改变不了的感染事实

过了几个月，小米因阴茎尿道流脓、瘙痒和刺痛，着实难受，于是上网搜索"如何处理尿道感染"，网站自动推送东莞某知名的男科医院的相关信息给他。去医院就诊后，医生发现他 HIV 抗体阳性，于是告知他，他的尿道感染可能与艾滋病病毒感染有关，强烈建议他前往疾控中心咨询、就诊。

在疾控中心，面对之前多次给他打电话、劝说他马上接受治疗的医务社工大雄，小米非常心慌，一个劲地说："如果不是某男科医院让我过来，我是不会过来的。我来的目的是想要处理尿道流脓的问题，不是要处理 HIV 感染的问题，对于艾滋病，我不想理会，只想逃避。""我想要逃避，等到发病了就一了百了，然后结束自己的生命。"小米还坦言，他原来的学习成绩很好，是班干部，但自从知道感染了艾滋病病毒后，学习大受影响，自觉已经难以考上心仪的学校，就此将失去本可以拥有的更好的未来，非常崩溃，曾经多次想过自杀。

社工的帮助带来雨后天晴

听了小米的诉说后，社工大雄首先肯定了小米对学业的追求，然后帮助其分析治疗的好处与不治疗的坏处，尤其强调了治疗对继续学业的好处，顺势引导其思考如何正确地面对人生的重大变故。大雄告诉小米："艾滋病的治疗效果很好，只要你愿意改变想法，去市第九人民医院接受抗病毒治疗，并坚持规范治疗，你完全可以享有和健康人一样的生活。

只要你继续加油、认真学习，你一定可以考上理想的大学。"大雄还鼓励小米，可以以其他感染者如国际篮球巨星约翰逊为榜样，放弃逃避心理，树立战胜疾病的信心。

最后，在社工大雄的多次耐心咨询、辅导下，在多次想要自我放弃的世界中挣扎了快1年的小米，终于下定决心，接受治疗。虽然他错过了早发现、早治疗的最佳时机，但还好，一切都还来得及。

后来，每当回想起自己18岁的这一段经历，小米总是懊悔不已。由于从未接受过性教育和艾滋病预防教育，出于对性的好奇，他使用男男交友软件上网交友，却全然不知危险就在自己身边。因为不知道需要使用安全套，结果第一次与陌生男性发生性行为就感染了艾滋病病毒，真是追悔莫及。

案例启示

（1）在现实生活中，对于一些小概率事件，不少人很容易抱着侥幸心理去赌运气，然而赌注却是自己的健康。对于是否感染艾滋病来说，每次危险行为的感染概率只有2种，就是0或100%。小米第一次与陌生的男性发生性行为就感染了艾滋病，因此，每个可能抱有侥幸心理的人，都要谨记：如果发生危险行为，一定要做好防范，不要让生命止于侥幸。

（2）当得知感染了艾滋病后，很多人像小米一样，难免会感到恐惧、无助，甚至绝望。其实，感染了艾滋病，虽然对日常生活不免会有一定的影响，但并不会妨碍你有一个别样精彩的人生。因此，一旦确证感染了艾滋病，不要慌！建议感染者做到以下4点：一是调整好心态，接受感染事实，重拾生活的信心；二是主动学习、了解艾滋病的基本知识和政策，消除无知带给自己的恐惧；三是及早接受抗病毒治疗，并一定要保证良好的依从性，规范治疗；四是养成良好的作息习惯，保持心情舒畅，营养均衡，适当锻炼。要相信，坚持做到以上4点，感染者完全可以像健康人一样正常生活、学习和工作，甚至可以结婚、养育儿女！

（3）根据《艾滋病防治条例》和"四免一关怀"政策，感染者可以得到免费的抗病毒治疗、随访和关怀服务。小米刚开始拒绝接受治疗和医务社工的随访服务，错过了及早治疗的最佳时机，教训深刻。希望所有的感染者都引以为戒！

（4）尚未满18岁的小米，从未接受过性教育和艾滋病预防教育，出于对性的好奇，才使用男男交友软件上网交友，却全然不知危险就在自己身边。小米还因为不知道需要使用安全套，结果第一次与陌生的男性发生性行为就感染了艾滋病。小米的经历告诉我们，当代青少年的性行为日趋开放，学校一定要切实落实艾滋病预防教育的主体责任，家长也要给孩子适时开展性教育，教会青少年学生懂得如何保护好自己。

第五节 寒冬侵袭 17 岁的青春，
所幸爱与帮助常驻身边

　　小河已经大学毕业在公司上班 1 年多了，平时工作挺忙，下班有空时也会和朋友们去烧烤、唱歌、打游戏，生活忙碌而充实。小河偶尔会回想起 17 岁那一年冬天里的无助、绝望，那如过眼云烟般的生命中的插曲。

　　高二下学期，17 岁的小河被确证感染了 HIV。那一年的冬天很冷，小河因为反复感冒去医院就诊，抽血检测后被怀疑感染了艾滋病。医生并没有把结果直接告诉他，只是说有个检查项目有问题，让他到疾控中心 VCT 门诊做进一步的核实诊断。

　　不明所以的小河来到了 VCT 门诊。疾控中心的医生看了看他的病历资料，询问他是否知道什么是艾滋病？小河摇头。医生告诉他，这个病通常是通过和他人发生性行为感染的，问他是不是交往过男朋友或者女朋友？小河低头不答。医生看他紧张，给他倒了杯热茶，还拿了饼干给他，陪他坐着，默默地看着他翻看咨询台上的宣传册子。医生试图和他轻松地聊天，引导小河慢慢地冷静下来：今天不用上学吗？过来这边要坐多久的车？有没有兄弟姐妹？课业压力大吗？以前有没有上过生理卫生课？随着一问一答，医生看到小河逐渐放松了下来，于是话题又回到了最初的问题上，询问他是否发生过性行为。

　　这次，小河没有回避，小声回答道：自己有一个比自己大的、社会上的"男朋友"，两个人约会时发生过性行为。进一步深入交谈后，小河还提到，他生活在单亲家庭，父亲早逝，有个已经成家的姐姐，姐姐去年生了孩子，母亲靠打工和姐姐给的生活费养家。小河在小学五六年级时，就觉察到自己和其他男生不同，别的男生喜欢漂亮的女同学、女明星，他却没有兴趣，青春期萌动的性冲动来源于同性。对于这种情况，他并不知道该跟谁讲，感到很压抑。后来，学会了上网冲浪后，读初中的他开始通过 QQ 群交朋友，跟社会上比自己大的朋友出去玩。但年纪尚小的他，发生性行为时却并不清楚要使用安全套。目前，小河与"男友"已经交往了 1 年多时间，有过性行为，且经常不使用安全套。

　　听完小河的叙述，医生先是帮助小河分析了他一直以来的危险行为，鼓励他勇敢面对感染事实，并安慰他不要太担心，细心地为他讲解了艾滋病防治知识和政策，然后让他抽血做核实诊断。医生让他留下电话，告知结果出来后会通知他领取，但小河说住校时不能使用手机。因此，医生嘱咐他尽量在下周抽个时间过来领取，最好把"男友"也带过来做检测。

1周过去了，医生没有等到小河。在医生的担忧中，第二个周五的下午快下班时，小河才独自来到了门诊。首先，医生把检验报告递给小河，告诉他已被确证感染了HIV，并给他开了转诊单，建议他尽早到定点治疗医院接受抗病毒治疗。然后，医生向小河说明了他因未满18岁，作为未成年人在将来治疗、生活中有可能遇到一些困难，需要家长的支持，建议他将病情告知母亲。最后，医生还向小河推荐了广东省红丝带讲师团防艾同伴教育员晓聪，告诉他如果有心事，不妨跟这位大学生哥哥聊聊。

当晚，正在学校开展"世界艾滋病日"防艾讲座的医生和晓聪收到了小河的微信求助，说自己回家后，将病情告诉了母亲。然而，母亲不相信他说的话，认为他被骗了，吃药治疗也是乱花钱，要把报告单给村里的医生看，还要打电话跟老师告状。这让他感到很无助、很害怕，不知所措。医生和晓聪宽慰小河说，很多感染者的家人刚得知情况时，都会出现和他母亲一样的反应，让他控制好自己的情绪，不要跟母亲辩解、激化矛盾，可以请姐姐出面安抚一下母亲，或者带母亲来门诊，由医生帮助安抚。

时间很快到了寒假，小河和母亲来到了门诊。这时，小河的母亲看起来心情平静，但对儿子感染艾滋病仍是半信半疑。她觉得小河平时住校、周末回家，过着两点一线的生活，而且年龄还那么小，怎么会认识"坏人"呢？在医生跟她分析小河可能的感染途径后，她伤心地掉下了眼泪，说如果让其他人知道儿子是同性恋，还感染了艾滋病，会很丢脸，母子俩可能会因此没法在村子里继续生活下去。同时，小河的母亲也很担心儿子今后的学习、工作都会受到影响。

对于小河母亲的顾虑、担心，医生一一给予了耐心、细致的解答，告诉她艾滋病患者拥有隐私、就业、就医、学习、婚姻等权利，感染情况医生只会告知本人和其监护人，不会向无关人员透露，并建议她督促小河尽早开始治疗，只要尽早治疗、坚持治疗，小河完全可以享有健康人一样的生活，能够继续完成学业、参加高考，未来也能找到工作、好好生活。

离开门诊后，小河马上到了定点医院开始治疗，情况稳定的他1年后参加了高考，考上了省城的一所职业技术学校。在上学期间，母亲帮他领药，假期回来时，便在门诊定期检查身体。毕业后，小河在外地找了一份工作，生活丰富多彩，17岁的寒冬已经随风而逝。

防艾同伴教育员晓聪说，自从接触了小河，他就深感从小开展性教育的重要性，并开始在校园活动中给初中生讲授性别认同和如何正确使用安全套的知识。他相信，他在课堂上的每一句话、每一个知识点，都可能影响更多像小河一样的孩子，帮助他们正视自己在青春期的烦恼，使他们懂得如何保护自己，免受艾滋病及其他性病的侵扰。

案例启示

（1）在初中阶段，不少青少年会像小河一样开始对"性"有自我探索的意识，但如果家庭与学校没有提前给予适当的性教育，青少年心里的苦闷缺少疏导的渠道，便只能凭本能去尝试，会因此给自己带来情感、心理、生理的伤害，甚至落入"有心人故意传播艾滋病"的陷阱。因此，家庭、学校、社会都应该重视性健康教育，针对不同年龄段的孩子给予适时的引导、教育，并在学校开设心理咨询服务，以及大力宣传相关问题的青少年心理辅导热线，包括青少年心理咨询和法律援助热线电话 12355、广东省青少年性健康友好服务平台（微信公众号"不尬青年"）等。

（2）未成年人遇到同性恋、艾滋病等问题，需要家庭、学校、社会的理解、包容和关爱。目前，全社会尤其是许多师生、家长都像小河本人以及他母亲一样，对艾滋病相关知识和政策缺乏了解，对男男同性恋问题也有很多认知误区，亟待在全社会加强消除艾滋病、同性恋歧视的教育。可以在学校开设师生、家长相关课程，帮助师生、家长正确看待相关问题。

（3）家庭成员是艾滋病患者最重要的情感支援。艾滋病患者应该知道，在艾滋病的冲击下，家庭成员难免会出现否认、愤怒、恐惧、悲伤等应激反应，但只要给予时间缓解，做好充分的沟通，家庭成员一定会像小河母亲一样与患者共渡难关，支持患者战胜疾病。

第六节 懵懂网约一时爽，少年染艾悔终生

14 岁的吴现（化名）是 1 名清秀的花季男孩，自初二进入青春期后，他发现自己的身体发生了巨大的改变，胡子长出来了，喉结也慢慢凸显，声音变得低沉了许多，有时早上起床的时候内裤上还会有黏糊糊的东西……除了身体上有变化，吴现还发现自己上课时经常无法集中注意力，下课的时候还喜欢偷偷观察身边的男同学。

其实，吴现通过学校的健康生理课知道自己已经"长大了"，自己的身体正在经历的是一个青春期男生正常的生理变化，但是令他疑惑的是：为什么身边的男生都是在讨论女生，而自己却对男生感兴趣，这是家里爸妈没有讲、课堂上老师没有讲、其他人也都没有

跟他谈论过的问题。对此，他不敢问老师，更不敢问父母，困惑、无助之下，只能在睡前偷偷通过手机浏览器搜寻答案。慢慢地，他在网上找到了很多和他一样的"大哥哥"，并从"大哥哥"的口中得知，自己的性取向是男性，也就是大家说的 gay、男男同性恋。一段时间后，吴现还陆续收到了好些"大哥哥"在线打招呼和示好，其中一个叫 A 的社会青年表示暑假可以带他免费游学、见见世面。

带着强烈的好奇心，吴现背上书包坐上了男网友 A 的小汽车副驾驶位置，来到了一家霓虹闪烁的酒吧，并在第一次饮酒后酒精对大脑的冲击下，很快放下了警惕，与"高富帅"网友 A 开房并发生了无保护（未使用安全套）的性行为。醒来后，吴现觉得肛门剧痛无比，但 A 告诉他，这是成长的标志，并向吴现承诺从今往后会一直保护他，给他最好的爱。自此之后，吴现与 A 又发生了多次无保护性行为，且每次结束后网友 A 都会给他一些零花钱并帮他充游戏点卡作为"奖励"（金钱利诱）。直到有一次吴现妈妈帮他清洗贴身衣物时，才发现吴现肛门出血，且已经持续了一段时间。

在妈妈的强烈要求和陪同下，吴现到医院的肛肠科进行了诊疗，医生初步了解病史后给他开出了 HIV、梅毒、丙肝检查单，无论初筛还是确证检测，吴现的血液检测报告均显示"HIV-1 抗体阳性"，即已经感染了 HIV。

这个消息犹如晴天霹雳击垮了吴现全家，心急如焚的妈妈带着吴现来到区疾控中心艾滋病咨询室，誓要找出祸害儿子的"凶手"。原来，吴现在接到 HIV 感染确证报告单之后，几番挣扎拨通了网友 A 的手机号码，跟对方说了自己的感染情况，不料对方竟说他其实早知道自己是感染者，还让吴现不要再找他，并把吴现拉黑了。

何医生详细了解情况后，给吴现母子做了心理疏导，告知吴现妈妈应尽快带吴现到艾滋病定点医院接受免费抗病毒治疗（因吴现未满 16 周岁，必须在监护人的陪同下就诊），只要及时、积极配合治疗，吴现完全可以获得接近正常人的寿命和生活质量，而且他的入学、就业、婚育等权利也是受法律保护的。此外，何医生还告知吴现和吴现妈妈，网友 A 在知道自身已感染 HIV 病毒的情况下，还与他人发生无保护性行为，已经触犯了法律（包括《中华人民共和国民法典》《中华人民共和国传染病防治法》《艾滋病防治条例》《中华人民共和国刑法》）。在何医生的协助下，吴现向公安机关报警立案，并向司法、民政机关申请了援助和救助。

半年后，经过积极的抗病毒治疗，吴现体内的 HIV 病毒载量得到了良好的控制并已经重返校园，相关案件也在进一步侦破当中。

案例启示

（1）近几年，我国学生感染艾滋病疫情呈低龄化趋势。广东省历年发布的报告显示，经性传播感染艾滋病的学生病例中年龄最小的只有12岁。流行病学调查显示，不少低年龄组病例都有如同本案中吴现一样的人生经历——性取向为男性的男学生往往需要不断地探索和认知自己的内心世界，从而建立起稳定的自我认同。在探索自身为男男同性恋的过程中，由于社会对同性恋的排斥、歧视仍然比较严重，他们既不敢向老师请教，也不敢向父母请教，缺乏来自老师、家长的正确引导，在困惑、无助之下就可能通过网络与社会人士交往。这些社会人士的性行为相对会更加放纵和冒险，从而导致男学生被诱骗过早发生性行为，甚至被故意传播病毒，教训极为惨痛。对此，学校、家长亟须重视并加以防范，需提醒、教育自身为男男同性恋的学生在探索自我的过程中谨慎做出性决定，不放纵、不冒险，三思而后行，不与感染状态不明的人发生性行为，且坚持每次性行为必须全程、正确使用有质量保证的安全套。当然，无论性取向是异性还是同性，都要做自己健康的第一责任人，主动学习预防性病、艾滋病的知识，既要用知识武装自己，更要用行动保护自己。

（2）我国《艾滋病防治条例》规定，艾滋病感染者享有婚姻、就业、就医、入学等合法权益的同时，也应承担相应义务，需主动将感染情况告知自己的配偶和性伴，并做好保护措施避免感染他人，若明知自己感染艾滋病仍卖淫、嫖娼或者故意不采取防范措施与他人发生性关系致他人感染艾滋病，将依法以故意伤害罪惩处。对此，学校、家长应提醒、教育学生要高度认识故意传播艾滋病问题，增加防备之心。一旦遇到怀疑存在故意传播艾滋病的情况，要保持冷静，尽可能获取和保存可疑对象的身份信息、聊天记录、转账记录等痕迹资料，并用干净塑料袋装好发生高危性行为时的衣物（未清洗过的）等证据，及时向公安机关报案，维护自己的权益，将坏人绳之以法。

（李　艳　许　璐　朱桐仪　肖亮恒　何　丹　唐超雄）

第五章

套套推广，玩转校园

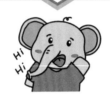

第一节　套套推广创意活动

一、活动背景

使用安全套是唯一一种既能避孕又能预防艾滋病和性传播疾病感染的方式。由于许多学生羞于谈性，谈及安全套时总是面露尴尬，给安全套推广带来了极大的障碍。根据《2019—2020年全国大学生性与生殖健康调查报告》的结果显示，超过一半（52.85%）的大学生有过性行为，但近一半的大学生（43.02%）未能做到每次发生性行为都采取避孕措施。学生普遍缺乏使用安全套的意识，且不知道如何正确使用安全套，从而导致发生意外怀孕、感染性病甚至感染艾滋病病毒等不良后果。因此，校园安全套的使用推广工作亟待加强。通过开展形式多样的安全套推广创意活动，可以提高学生对使用安全套的正确流程的认知以及在性行为中正确使用安全套的意识。

二、安全套推广具体创意活动

1. 安全套推广创意小视频和海报设计作品征集活动

（1）举办校内安全套推广创意小视频和海报设计作品征集比赛。社团宣传部制作了推文，并通过学校公众号发布了推文，发动全校学生参加安全套推广创意小视频和海报设计作品征集比赛[①]。同时，要求学校青春健康服务社团的成员积极转发活动推文，并发动学校老师转发公众号推文至班级群进行宣传，广泛发动了各班学生积极参加比赛。

（2）开展作品大众评审活动。首先，汇总整理所征集的175份作品，对作品进行初步的筛选；然后，制作作品人气投票推文，对筛选出的159份作品进行大众评审，并邀请专家作为评委对作品进行点评及打分（评选机制：学生大众评分占40%，专家评分占60%）。

（3）推荐优秀作品参加省级比赛。推荐159份作品参加"套套、尿检易一点，健康近一点"安全套和尿液自检包设计大赛[②]。共有9份作品获奖，其中，二等奖2名，三等奖2名，优秀奖4名，人气奖1名。

（4）多渠道举办优秀作品展示活动。一是利用线上宣传，将微信公众号"不尬青年"的活动推文转发至微信群展示优秀作品（图5-1-1）。二是将9份优秀作品制作成宣传海报（图5-1-2），在举办同伴教育活动时进行展示，扩大推广正确使用安全套的宣传覆盖面。

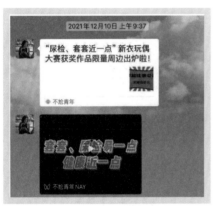
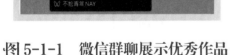
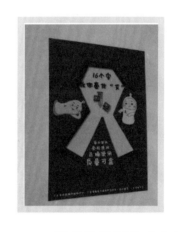

图5-1-1 微信群聊展示优秀作品　　图5-1-2 优秀作品制作成宣传海报

（5）激励参与。按照学校制度，凡参与投稿安全套推广创意小视频和海报设计作品征集比赛的同学，都可以获得"i志愿"时长或学分奖励。

2."正确使用安全套步骤"宣传展板打卡活动

将安全套推广创意小视频和海报设计作品征集活动中评选出的优秀作品制作为宣传展板，并印上"正确使用安全套步骤"，将其放置于校园内人流量大的位置，如宿舍生活区、饭堂等。参与者可以通过签名及拍照打卡发朋友圈的方式获取小礼品（礼品可设置为安全

[①] 广东外语外贸大学红十字会：《防艾抗艾设计大赛——给安全套和尿液自检设计新衣服，"艾"少一点，爱多亿点》，见 https://mp.weixin.qq.com/s/K2II101U84L2fxFEOxzwjQ。

[②] 由广东省教育厅支持，由广东省性病艾滋病防治协会主办、广东省青少年性健康联盟承办，见 https://mp.weixin.qq.com/s/pNETxG5zwmPKgfyxi7MpMA。

套及印有"正确使用安全套步骤"的卡片）。

3."套套联盟"九宫格游戏

"套套联盟"九宫格游戏在操场或人流量较大的校道开展，参与者需要根据使用安全套的正确顺序完成九宫格拼图（具体步骤详见图5-1-3）。该游戏既可以作为单人游戏，也可以进行分组竞赛。正确完成单人游戏或准确完成分组竞赛且最快完成拼图者可以获得精美小礼品1份。

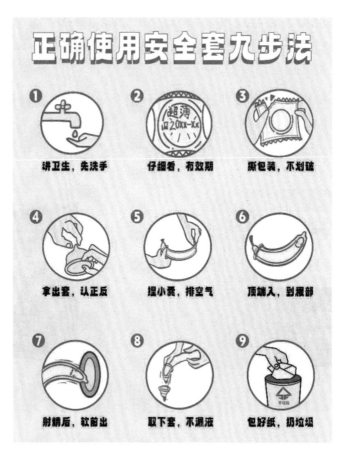

图5-1-3 "正确使用安全套九步法"卡片正面

卡片1~9对应的背面文字分别如下：①讲卫生，先洗手；②仔细看，有效期；③撕包装，不划破；④拿出套，认正反；⑤捏小囊，排空气；⑥顶端入，到根部；⑦射精后，软前出；⑧取下套，不漏液；⑨包好纸，扔垃圾。

4."香蕉大作战"游戏

"香蕉大作战"游戏在操场或人流量较大的校道开展，工作人员同时邀请4位参与者头戴香蕉面具或身穿香蕉衣服扮演香蕉人进行游戏（图5-1-4）。2人分为1组，组内的2人相互配合、演练正确使用安全套的方法。工作人员进行计时并以发放礼品的方式邀请围观者点评两组的优劣。工作人员还会向围观者讲解游戏过程中的错误点，并强调正确使用安全套的方法，最后会为用时最短且正确使用安全套的香蕉组发放精美礼品1份。

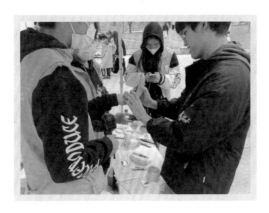

图 5-1-4 "香蕉大作战"游戏

三、活动特色

（1）通过举办校内安全套推广创意小视频和海报设计作品征集比赛，采用学生群体喜闻乐见的新媒体宣传形式，线上、线下相结合进行宣传，增加了活动辐射人数，有利于扩大安全套正确使用方法的宣传覆盖面，提高学生正确使用安全套的意识。

（2）将征集活动评选出的优秀作品制作为宣传展板，宣传正确使用安全套的步骤，深入扩大征集活动的影响力，并利用学生的好奇心理，吸引学生参与活动打卡、发朋友圈宣传。通过线上、线下相结合开展宣传，扩大了宣传覆盖面，增加了活动关注度。

（3）通过"套套联盟"九宫格、"香蕉大作战"等小游戏，寓教于乐，提高学生的活动参与度，吸引学生通过实操演练学习正确使用安全套的方法，促使学生提高使用安全套的意愿，并提高使用安全套的正确率，从而有效规避高危性行为。

第二节 套套文化日

一、活动目的

套套文化日是广州医科大学红十字会学生理事会在广东省高校中首创的一个活动（图 5-2-1、图 5-2-2）。该活动旨在帮助同学们更加深刻地了解安全套的相关知识和安全套的使用方法，懂得如何有效地预防艾滋病，保持性健康。同时，借此活动，让更多的同学认识和了解校红十字会学生理事会，也为理事会成员提供一个学习、交流、锻炼自我、展示自我的机会。

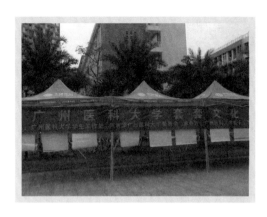

图 5-2-1　广州医科大学套套文化日活动

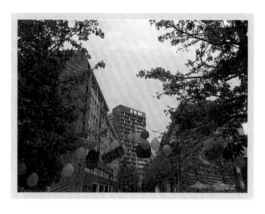

图 5-2-2　套套文化日活动现场展示

二、套套文化日具体活动实施

1. 文化日预告

文化日举办前，在校红十字会公众号发布宣传推文[①]，并通过大班视频宣传、二级学院通知、摆摊宣传预热等活动预告文化日的时间、地点及流程，还提前征集了安全套包装设计及宣传文案展示活动的设计。

2. 活动主题墙签名

在活动现场摆放了活动主题签名墙，签名墙上印有呼吁大家带头推广使用安全套、做好发生性行为时的安全措施的文案（图 5-2-3）。

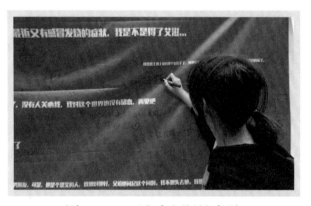

图 5-2-3　活动主题签名墙

---

①广州医科大学红十字会：《闷油廷的盗"套"笔记》，见 https://mp.weixin.qq.com/s/Cl3UwdJSbqYWfkY5RCOoZw。

3. 我的套套我来用

工作人员用帐篷搭建了文化长廊，并在长廊里面悬挂了宣传海报（图5-2-4），包括1张介绍套套发展历程的海报，1张介绍套套详细使用方法的海报，1张介绍套套的种类和功能的海报，1张由实物套套粘贴制作而成的海报，数张与艾滋病日主题相关的喷画。

参加活动的同学可以在工作人员的带领下穿越长廊，一边观看海报，一边听工作人员讲解与安全套有关的知识。

在长廊的尽头，工作人员会邀请参加活动的同学练习如何正确使用安全套（图5-2-5)，能正确无误使用安全套的同学可以当场获得奖品1份。

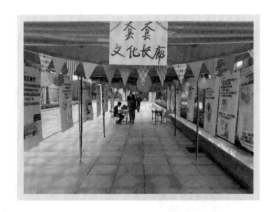

图5-2-4　套套文化长廊

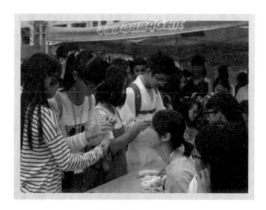

图5-2-5　参加活动的同学练习如何
正确使用安全套

4. 套套进宿舍

参加活动的同学可以现场从校红十字会工作人员处申领一定数量的安全套，然后回到自己的宿舍组织舍友练习如何正确使用安全套，拍摄照片并且加上描述（图5-2-6），并于当天发送到校红十字会公众号，参加套套进宿舍比赛。

收到参赛作品后，校红十字会工作人员随即撰写推文在校红十字会公众号发布[1]，还会邀请读者观看参赛者们是怎样带领舍友学习安全套的正确使用方法的，并投票选出心目中最正确的2组参赛队伍。

校红十字会工作人员汇总评选结果后，会给予获奖队伍礼品奖励，并通过校红十字会公众号公布评选结果[2]，以进一步扩大活动影响，让更多的同学有机会学习到安全套的正确使用方法。

---

[1]广州医科大学红十字会：《套套进宿舍的投票》，见 https://mp.weixin.qq.com/s/ETLT6-NFBl6lvJk_jg8VDg。
[2]广州医科大学红十字会：《套套进宿舍之终极大奖篇》，见 https://mp.weixin.qq.com/s/lqdcFoUwjEYKR_eN3C0ktQ。

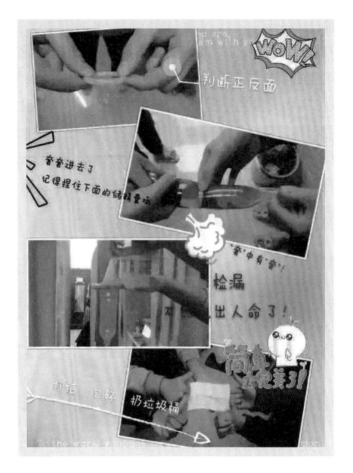

图 5-2-6　套套进宿舍参赛作品

5. 安全套包装设计及宣传文案展示（文化日前征集并评选出来的优秀作品）

（1）包装设计的获奖作品（图 5-2-7 至图 5-2-9）。

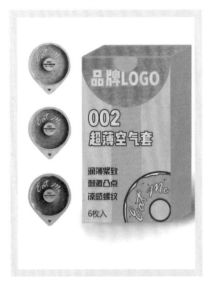

图 5-2-7　安全套包装设计
作品展示 1

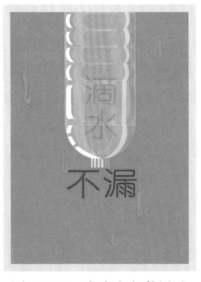

图 5-2-8　安全套包装设计
作品展示 2

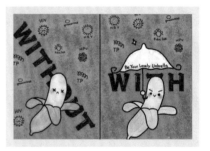

图 5-2-9　安全套包装设计
作品展示 3

（2）宣传文案的获奖作品。

① 我的眼睛在流水，它也在流水，你轻一点。

② 今天一定"粗"乎你的意料。

③ Emmm，我想不出来！

6. 摊位游戏——勾住水球

游戏规则为：在水池内放置若干由安全套制作成的套套水球（图5-2-10）。游戏参与者要用指定的钩子，在规定时间内勾起水球（图5-2-11）。按照勾起水球的数量进行排名，前5名及勾起水球数量在5个以上的参与者均可以获得礼品1份。

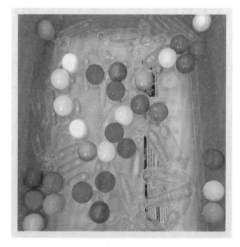

图 5-2-10　由安全套制作成的套套水球

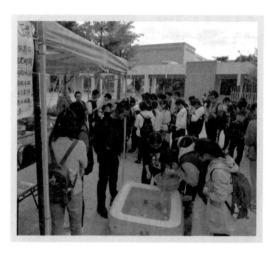

图 5-2-11　勾住水球活动现场

7. 套套小剧场

套套小剧场（图5-2-12）的表演以相声的形式进行，由2名同学参演（角色A和角色B）。小剧场内容包括有趣好玩的对话、生动丰富的知识讲解和适时插入的有奖问答（主持人负责串场）。该表演分为3幕，视人流量灵活地确定表演时间，等3幕表演结束后，还会在不久后重新开演，具体如下。

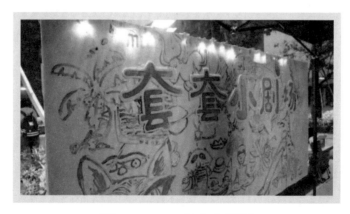

图 5-2-12　套套小剧场

第一幕

A： 我安全套今天终于可以光明正大地混迹在人群中了。

B： 原来是你，你走开，天天拦着我，不让我见我的女朋友！报上名来。

A： 既然你诚心诚意地发问，那我就大发慈悲地告诉你（傲娇）。为了防止世界被破坏，为了守护世界的和平，为了贯彻爱与责任，而成为可爱又迷人的安全使者，这就是我——穿梭在各大便利店的安全套。白色的明天在等着我们，就是这样，喵～

B： （打断）哈？瞧你把自己吹得那么厉害，你除了拦着我还会什么？

A： 小老弟，这你就不懂了。我可长、可短、可大、可小，除了拦着你，还可以拦着那些奇形怪状的病毒，看我多厉害啊。我之所以叫安全套，是因为我除了可以避孕，还可以防病，与危险不过一个我的距离。

主持人： 今天奇奇怪怪的人真多，一个以为自己是安全套，一个以为自己是精子，还要见女朋友，搞得跟真的一样。

主持人： 欢迎大家来到我们的套套小剧场，刚才的表演大家觉得怎么样，尴尬吗？尴尬就对了，但是除了尴尬，你们有学到什么吗？那我们来个有奖问答试试吧。

第二幕

A： 哈哈哈，我们又被放出来了！大家现在猜猜我们又是谁？

B： 我是老司机。

A： 我是傻白甜。其实，我一直很好奇，套套到底要怎么戴啊？

B： 一看上次青春健康同伴社的小伙伴给你们上课就没有认真听。蕉来！哎呀！（掏出套套）随身带套是个好习惯嘛，我们拿到安全套，要看什么呀？（口味！尺寸！颜色！）

首先，应该看生产日期。要使用还在保质期内的安全套，过期安全套里面的润滑油可能会干掉，导致套套容易破损。

其次，可以看尺寸。一般来说，中号就够用了。如果你天赋过人，觉得过大或过小，就需要用其他尺寸的安全套，具体可以去网络商城直接搜索购买就好啦！

当我们拆开包装盒，拿出安全套后，需要检查一下包装袋有没有破损。确认没有破损之后，将安全套挤向一边，然后在另一边用手轻轻地撕开，尽可能不要用剪刀或者牙齿等锋利的工具，不然容易将安全套划破。

取出安全套后，我们还要辨别正反。卷边在外为正，否则就要反过来。

辨别正反之后，将安全套放置在勃起的阴茎上，先捏住它上面的小凸起，也就是储精囊，把里面的空气排空，然后往下顺到底部。这样安全套就戴好啦！

射精后，在阴茎未疲软前，用手握住安全套的基部从体内退出。

最后，还要记得对安全套做一个小检查：将它稍微甩一甩，看看有没有破。然后，用纸巾包好安全套，将它扔进垃圾桶就好了。

A：噢，原来是这个样子的！

主持人：大家好，该吃药了、该吃药了。等等、等等，蕉留下，大家看完刚才的剧场学会戴套了吗？有没有人想上来尝试一下，有礼品赠送哦。

第三幕

A：师兄，我们这样不好吧，我还没毕业。

B：师妹，我们都已经成年了，这种事情也该接触了，别怕！

A：那……好吧，不过你得戴套套噢。

B：我们不如别戴？嗯？不戴会舒服很多哦，我希望能好好地对你啊。

A：不行不行，我会怀孕的，我还小，我还不想生宝宝。

B：怀孕？不会的啦，你不是在安全期嘛。

A：安全期？安全期是啥，你怎么知道我在安全期的？

B：你个傻子，连自己的安全期都不知道在什么时候。你上次来"大姨妈"不是在11月11日嘛，从月经结束的第一天，到下次来月经的第一天为1个月经周期(大约28天)。通常下次月经来潮前的倒数第14天是卵子排出的时候，这天就是排卵日。从排卵日的前5天到排卵日的后4天，叫作排卵期。月经期和排卵期之外的日子就是安全期。

A：不行不行，我的经期不准。

B：哎呀，宝贝，就算安全期不对，你还记得我今天喝了几瓶可乐吗？可乐杀精啊！

A：可乐杀精？那么多精子都能被杀死？万一碰巧还有活着的呢？

B：不会那么碰巧的啦，再不济，我体外射精还不行嘛。到时候我忍住，不射在里面，那精子就不会碰到你的卵子，就不会怀孕啊。

A：嗯？万一你没忍住怎么办啊，我怕。

B：踹我总可以了吧，要是我没忍住，你就推我出去。

A：那好吧……

主持人：大家好，看完刚才的剧场，有没有人想上来分享一下，这场剧里面有哪些错误行为？答对的有礼品赠送哦。

三、活动特色

（1）线上宣传内容丰富。利用校红十字会微信公众号发布推文，包括活动预告推文、套套进宿舍优秀参赛队伍海选及获奖推文，既可以扩大活动宣传范围，也可以增加公众号粉丝数量。

（2）线下活动形式多样有趣。套套文化长廊、套套包装设计、套套小剧场等形式，打破了传统的摆摊活动方式，将安全套使用知识融入到每个环节中，利用学生的从众心理帮助大家减少"谈性色变"的羞愧心理，使大家通过游戏正确地掌握如何使用安全套，提高大家正确使用安全套的意识。

（付笑冰　李　杰　罗漫妥）

第六章

自检推广，创意无限

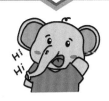

第一节　多渠道推广自检服务模式

一、模式情况

广东外语外贸大学有大学城和白云山2个校区。针对2个校区可利用的资源不一样的特点，广东外语外贸大学红十字会学生分会在老师的指导下，因地制宜，在2个校区共探索出了4种自检服务模式（图6-1-1）。其中，在大学城校区探索出的是丰巢智能柜投递模式，在白云山校区探索出的是自检试剂领取箱模式。此外，在这2个校区还同时探索出了校园外卖派送模式和自动售卖机自助领取模式。

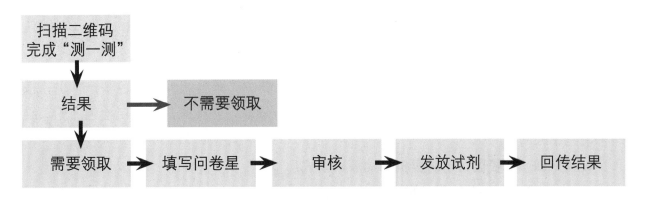

图6-1-1　4种模式的服务流程

4 种模式的具体服务流程如下。

1. 模式一（大学城校区丰巢智能柜投递模式）

（1）申领者通过扫描"青少年全力以赴"小程序的二维码完成"测一测"，并保存结果截图。

（2）申领者将检测结果截图上传至推文中的问卷星（图 6-1-2），填写手机号码以便后续联系，并选取领取时间与领取方式。

（3）工作人员根据上传结果判断申领者是否符合领取条件，并通过短信形式通知申领者。

（4）工作人员将自检试剂装在不透明的牛皮纸袋中（跟普通外卖外包装一样）寄存在丰巢智能柜，将取件信息以短信形式通知申领者，并提醒其扫描尿检包上的二维码将检测结果回传。

2. 模式二（白云山校区自检试剂领取箱模式）

（1）申领者通过扫描"青少年全力以赴"小程序的二维码完成"测一测"，并保存结果截图。

（2）申领者将检测结果截图上传至推文中的问卷星（图 6-1-2），填写手机号码以便后续联系，并选取领取时间与领取方式。

（3）工作人员根据上传结果判断申领者是否符合领取条件，并通过短信形式通知申领者。

（4）工作人员将自检试剂放在学校后勤楼计生办办公室门口的试剂领取箱中，由申领者自行领取，并通过短信提醒申领者扫描尿检包上的二维码将检测结果回传。

3. 模式三（两校区校园外卖派送模式）

（1）申领者通过扫描"青少年全力以赴"小程序的二维码完成"测一测"，并保存结果截图。

（2）申领者将检测结果截图上传至推文中的问卷星（图 6-1-2），填写手机号码以便后续联系，并选取领取时间与领取方式。

（3）工作人员根据上传结果判断申领者是否符合领取条件，并通过短信形式通知申领者。

（4）工作人员将自检试剂装在不透明的牛皮纸袋中（跟普通外卖外包装一样），按时放在申领地址的楼下，以短信形式通知申领者尽快领取，并提醒其扫描自检包上的二维码将检测结果回传。

4. 模式四（两校区自动售卖机自助领取模式）

（1）申领者自行前往尿液自检包的自动售卖机处。

（2）申领者通过扫描自动售卖机上的二维码领取自检包。

（3）申领者按照自检包的操作说明进行自检。

（4）申领者检测完毕后回传结果。

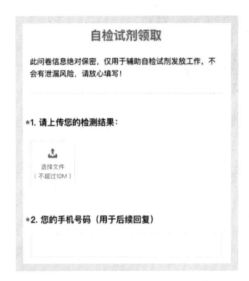
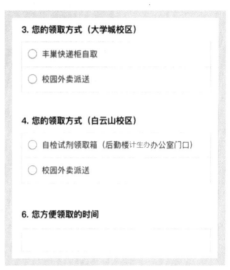

图6-1-2　问卷星的具体内容

二、服务推广

（1）制作自检服务模式推文[1][2]在微信公众号"广外红会学生分会""广外青年"发布。同时，通过社团成员将推文转发至朋友圈，联系各学院的辅导员将推文转发到各班级微信群，广泛宣传各种服务模式的自检包领取方法。

（2）邀请疾控专家开展线上、线下性健康讲座，普及艾滋病预防、检测、阻断、治疗等相关知识。

（3）与校话剧队合作排演知性防艾论坛剧场剧目《都是不检惹的祸》（图6-1-3），并邀请广东省青少年性健康联盟富有经验的论坛剧场主持人开展论坛剧场活动，充分利用论坛剧场教与学之间互动性强的特点，引导观众沉浸式地学习防艾知识，启发受众积极思考检测的意义，提高检测意识。

---

[1] 广东外语外贸大学红十字会：《"艾"～自检到了｜遇到"艾"情莫慌张，公益艾滋病尿检包为你护航》，见 https://mp.weixin.qq.com/s/c4Le9CH20o8N9NX3u9diXw。

[2] 广东外语外贸大学红十字会：《白云山校区｜"爱青春，艾检测" —— HIV 防护自检自助发放机落地我校啦》，见 https://mp.weixin.qq.com/s/glL5gfaPUk7EEnBw6YdoIg。

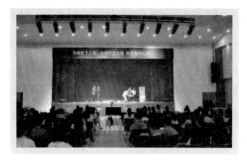

图 6-1-3　论坛剧场的演出现场

（4）举办线下摆摊宣传活动，将自检包自动领取机移到活动现场（图 6-1-4），展示自检包申领方式、申领注意事项等。

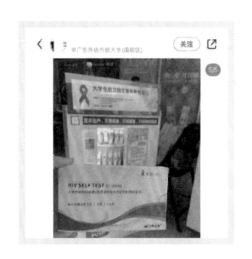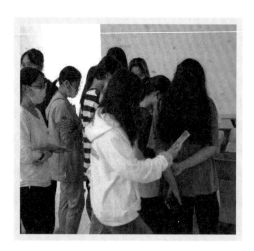

图 6-1-4　自检包自动领取机展示现场

（5）各类活动前后，积极制作宣传推文①②，大力动员社团成员并联动其他社团转发推文至群聊和朋友圈进行宣传。

（6）对同伴教育员开展自检包和安全套推广服务能力专场培训（图 6-1-5），组织同伴教育员对与安全套和自检包推广有关的有利因素及障碍展开讨论并进行分享。

---

①广东外语外贸大学红十字会：《活动回顾｜青春健康同伴讲师骨干培训活动》，见 https://mp.weixin.qq.com/s/N8NLPYMviXkmAhOuPWJTxw。

②广东外语外贸大学红十字会：《121 世界艾滋病日 "南粤艾情驿站番禺分站"和"艾滋病检测月"正式启动》，见 https://mp.weixin.qq.com/s/5bPuyaM6vS2YPIR_QyT5xg。

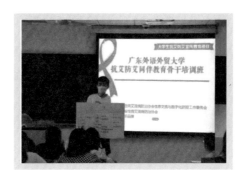

图 6-1-5　同伴教育员对自检包申领方式展开讨论并进行分享

（7）同伴教育员接受培训后，针对预防艾滋病、促进自检等主题开展"'艾'的预防与检测主题沙龙"进行知识分享（图 6-1-6）。该分享的时长约为 1 小时，控制活动的参与人数，提高同学们的参与感，一对一地指导如何正确使用安全套，保证参与活动的同学们的知识掌握程度，提升青少年关注性与生殖健康、预防艾滋病的素养和能力。

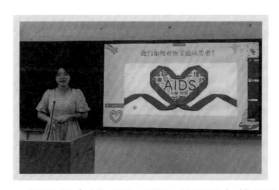

图 6-1-6　同伴教育员开展"艾"的预防与检测主题沙龙

（8）组织同学们参加安全套、尿液自检设计比赛。校内共选拔出参赛作品 152 份，有 8 份作品被评为优秀作品，其中，2 份为二等奖，2 份为三等奖，4 份为优秀奖。二等奖作品《防"艾"宝藏安利之歌》被制作为宣传 MV[1]，并于 2022 年世界艾滋病日前正式上线。

三、服务成效

（1）试剂发放情况：2021 年 11 月 25 日至 2022 年 12 月 2 日实际共发放自检包 147 份，其中，通过模式一发放 24 份，模式二发放 16 份，模式三发放 60 份，模式四发放 47 份。

---

①广东外语外贸大学红十字会：《防"艾"宝藏安利之歌》，见 https://www.bilibili.com/video/BV1784y167uy/?spm_id_from=333.337.search-card.all.click&vd_source=69c46ebf5aedbc405573b30b8f496565。

（2）各类活动参与人数及服务效果：①开展知性防艾论坛剧场2场，共吸引254人参加，活动前后测试艾滋病知晓率分别为95.6%和100%；②发布推文7篇，阅读量为3551人次；③摊位活动共吸引超过300人参加；④培训同伴教育员100名；⑤开展同伴教育主题课程分享（关于预防艾滋病、正确使用安全套与促进自检）4场，共吸引54人参加。

四、服务经验

（1）通过公众号发布推文与活动宣传，具体说明符合申领的条件，以及各模式申领的详细操作方式。力求做到申领操作友好，申领者可以方便快捷地获得自检包的领取方式和使用方法。

（2）通过校园外卖派送和丰巢智能柜投递的申领模式，工作人员只通过手机号码与申领者沟通派送时间与地点，须语气温和、态度耐心，严格保护申领人的信息隐私，减轻申领人的心理负担，使其领取时就像拿外卖和快递一样轻松自在。

（3）在沟通领取时间、地点的短信中，应附带上相关的注意事项提醒，如提醒申领者及时回传检测结果等，以保证试剂派发的有效性。

（4）在申领者申领成功后，通过发送问卷链接，请申领者填写相关的工作建议问卷，不断改进派送工作的细节。

（5）在自动售卖机上张贴说明海报，让没有关注到微信公众号自检包相关推文的同学通过自动售卖机获取信息，扩大宣传面。

五、下一步工作计划

（1）在自检包自动售卖机上张贴提醒海报。在"i自检"的"风险评估"板块先进行评估，再按照评估结果决定是否申领，减少自检包的滥用；同时，提醒申领者押金会在回传检测结果后退回，减少申领者的顾虑。

（2）在发放的试剂盒上张贴反馈问卷的二维码和回传结果的告知提醒，通过反馈问卷了解已申领自检包的同学在领取过程中遇到的问题或者给出的建议，促进派送工作的更好改进与发展。

（3）加强线下活动的宣传。在举办抗艾防艾知识讲座或线下摆摊宣传活动时，进行申领艾滋病自检包的宣传，如重点优先申领人群（可以先在"风险评估"板块中自测）、本校自检包领取的位置和派送的方式等，同时强调领取试剂盒后回传检测结果押金可以返回，减少申领者的顾虑。

（4）将安全套、尿液自检设计比赛的获奖作品海报张贴于人流量大的位置（如校道两旁、教学楼外墙、电梯门口等），并将申领自检包的推文和申领方式附在旁边，既能起到警示教育作用，又能促进自检包的派发。

第二节 友好自检服务推广模式

一、学校简介

广东工业大学是一所以工为主、工理经管文法艺结合、多科性协调发展的省属重点大学、广东省高水平大学重点建设高校，1958 年开办本科教育，1995 年由原广东工学院、广东机械学院和华南建设学院（东院）合并组建而成。2022 年 12 月，在校本科生人数共38880 人，其中，男生共 27559 人、占比 70.88%，女生共 11321 人、占比 29.12%；硕士研究生共 12361 人，其中男生 8884 人、占比 71.87%，女生 3477 人、占比 28.13%；博士研究生共计 738 人。

学校有青春健康协会和学生红十字会 2 个学生组织、社团参与性与生殖健康教育及艾滋病防控，已构建起青春健康教育的学校、学院、学生社团三级网络体系（图 6-2-1、图 6-2-2）。青春健康协会（同伴社）成立于 2007 年，各学院有 1 名青春健康指导老师（专职辅导员）负责青春健康同伴教育的推进推广，每个班级设 1～2 名青协委员，协助开展青春健康教育进宿舍、进班级全覆盖。学生红十字会成立于 2001 年，以"普及应急救护知识技能、宣传基础健康知识、开展志愿服务活动"为工作重心，近几年在开展自检服务模式项目过程中，秉持着"人道、博爱、奉献"的红十字会精神，一方面将以往优秀的活动方案进行整理总结，另一方面不断对防艾活动进行创新实践，取得了良好的效果，受到学校师生的充分肯定。

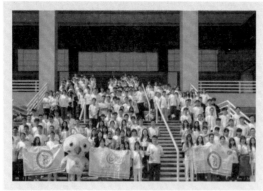

图 6-2-1　青春健康协会团建活动 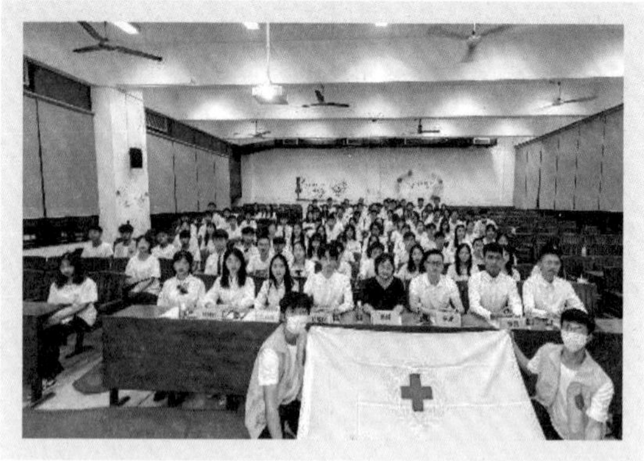　　图 6-2-2　学生红十字会团建活动

二、服务模式

学校向学生发放尿液自检包，促进学生艾滋病自检的服务模式有 2 种：一种是通过丰巢智能柜发放，另外一种是通过自动售卖机发放。2 种发放方式的具体服务流程如下。

模式一（通过丰巢智能柜发放）服务流程如图 6-2-3 所示。

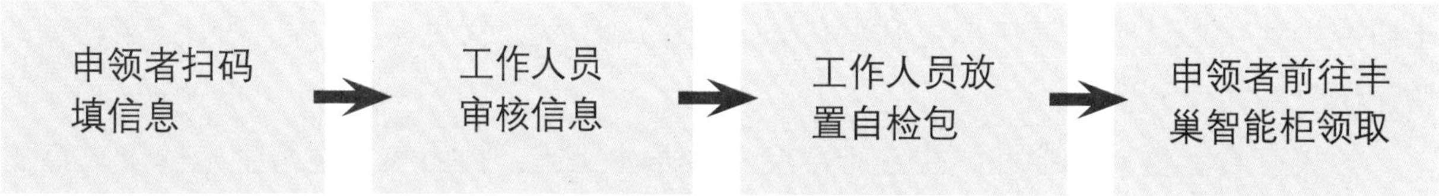

| 申领者扫码填信息 | → | 工作人员审核信息 | → | 工作人员放置自检包 | → | 申领者前往丰巢智能柜领取 |

图 6-2-3　模式一服务流程

（1）申领者关注公众号"广东工业大学红十字会"后，直接回复关键词"自检包"，或者选择后台服务（校医院→自检包领取），弹窗会跳出自检包发放信息收集二维码，供申领者扫码填写。

（2）工作人员根据申领者所填写的信息判断申领人是否有必要进行自检。

（3）工作人员向判断为有必要进行检测的申领者发放自检包，并将自检包置于申领者住地附近的丰巢智能柜里。

（4）申领者通过手机短信获取自检包领取码，并凭领取码前往蜂巢智能柜领取自检包自行检测。

模式二（通过自动售卖机发放）服务流程如图 6-2-4 所示。

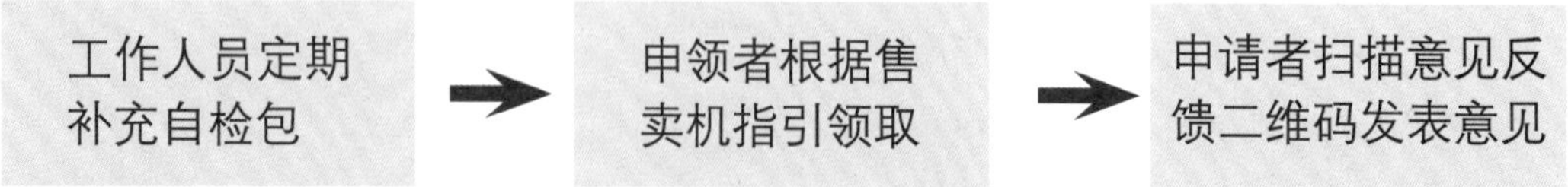

| 工作人员定期补充自检包 | → | 申领者根据售卖机指引领取 | → | 申请者扫描意见反馈二维码发表意见 |

图 6-2-4　模式二服务流程

（1）工作人员将尿液自检包自动售卖机安装在学校田径场出口处，并在自检机旁张贴使用意见调查问卷二维码。

（2）申领者自行前往领取自检包，如有问题可以扫描意见反馈二维码发表意见，工作人员会定期查看并优化流程。

三、服务推广

1. 多渠道推送自检推文

2021年10月31日在校红十字会公众号发布推文《自己动手，检测自知|公益发放艾滋病尿检包！》[①]，介绍尿检包的使用方法以及领取方式。

2022年12月2日在校红十字会公众号发布推文《HIV尿液自检机落地广东工业大学，速来领取！|大学城》[②]，介绍学校尿液自检机的位置、申领条件、自检包申领方法以及使用说明。

通过校级和院级红十字会以及校青春健康协会推送相关推文，宣传推广流程如图6-2-5所示。

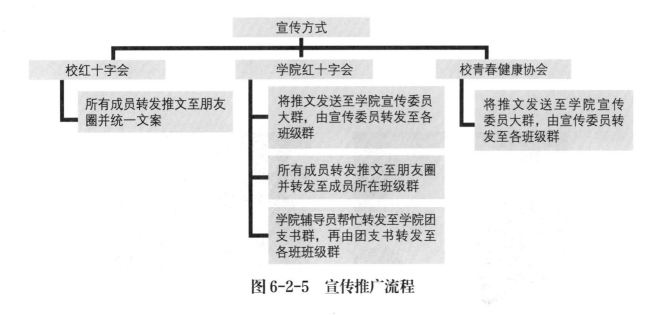

图 6-2-5　宣传推广流程

---

①广东工业大学红十字会：《自己动手，检测自知|公益发放艾滋病尿检包！》，见 https://mp.weixin.qq.com/s/o-KqRD-SXKCv5uuXWrocpw。

②广东工业大学红十字会：《HIV尿液自检机落地广东工业大学，速来领取！|大学城》，见 https://mp.weixin.qq.com/s/VeF8UC24cxp2ECqpcFNPNw。

2. 开设新生同伴教育课

校级青春健康协会讲师团每年经培训后以学院为单位面向大一新生开展同伴教育课（图6-2-6），课程主题包括安全套正确使用（图6-2-7）以及自检行为两项内容，促进大一新生了解并掌握正确使用安全套及自检的相关知识和服务。

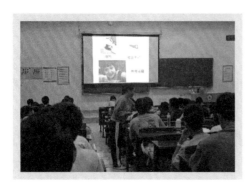

图6-2-6　同伴教育课现场

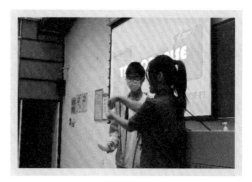

图6-2-7　安全套使用教学现场

3. 开展摊位绘画活动

在人来人往的校道上摆摊，吸引师生甚至附近居民前来参与绘画比赛，如图6-2-8所示。参与者可选择在空白纸伞、空白灯笼、空白纸扇上进行创作，作品要求体现当年"世界艾滋病日"中文主题内涵，每年作品500多份。活动结束后，校红十字会志愿者共同挑选出优秀作品，并设置展示摊位进行大众投票评比（图6-2-9），以进一步扩大活动及作品的影响力。

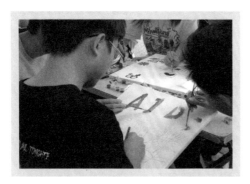

图6-2-8　绘画摊位现场

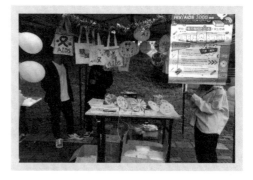

图6-2-9　绘画作品展示区

4. 举办海报和视频设计比赛

2021年，校红十字会举办了主题为"抗艾防艾"的海报和视频设计比赛，要求参赛作品内容聚焦安全套的正确使用、艾滋病自检相关知识及服务。活动前，采用在"广东工业大学红十字会"公众号发布推文以及班级QQ群问答的方式广泛宣传比赛，发布活动通知、作品评选推文共 3 篇，推文阅读量超过 10000 人次。同时，通过在学校生活区的东区、西区设置 2 个宣传摊位发动路人参与转发推文集赞抽奖，以及发放宣传单，共吸引了 717 人参加比赛，收集海报作品 207 份、微视频作品 11 份。最终筛选出优秀海报作品 32 份和微视频作品 7 份，于"广东工业大学红十字会"公众号平台、防艾游园摆摊活动中展示，并报送参加广东省性病艾滋病防治协会举办的大赛，其中 1 个作品获得广东省高校安全套和尿液自检包设计大赛三等奖（图 6-2-10）。

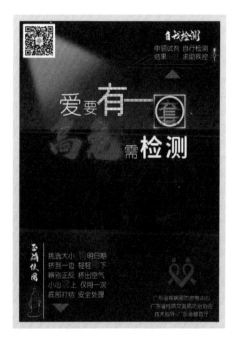

图 6-2-10　广东省高校安全套和尿液自检包设计大赛三等奖作品

5. 开展游园活动

每年世界艾滋病日前后，校红十字会、校青春健康协会联合开展防艾游园活动，并围绕当年"世界艾滋病日"主题设置多个主题摊位。每个主题摊位均以妙趣横生的小游戏为载体（图 6-2-11），将防艾科普知识融入其中，以保证活动的趣味性、学生的参与度。此外，还在活动现场派发安全套、自检服务宣传手册、宣传单等（图 6-2-12），同时也会展出防艾宣传资料设计大赛活动的手工作品、海报作品（图 6-2-13），并设置对优秀作品进行线下投票环节。该活动每年都有超过 2000 名人员参与，参与人员除了全校师生，还有部分附近居民。参与者完成主题摊位活动即可收集 1 枚印章，集齐一定数量的印章可获得奖品奖励。

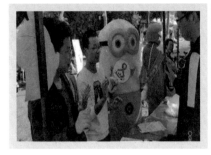 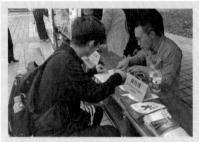 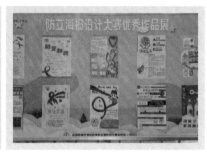

图 6-2-11　摊位问答游戏　　图 6-2-12　发放防艾宣传资料　　图 6-2-13　优秀防艾海报宣传栏展示

6. 开展线上知识学习打卡有奖活动

活动开始前，通过"广东工业大学红十字会"公众号发布活动预告推文，并通过校红十字会成员进行转发，推文累计阅读量达到 8409 人次。活动流程大致如下：校红十字会工作人员每天早上 9:00 在打卡 QQ 群中发布当日学习文档（学习内容以安全套正确使用和自检知识为主），晚上 18:00 发布答题问卷星并提醒参与者进行答题，答题截止时间 22:00 后，工作人员对当日打卡成功数据进行整理汇总。参与者完成 1 天的打卡任务将获得 1 个时长的奖励，累积 3 天共可获得 3 个时长。该活动于 2021 年世界艾滋病日期间举办，活动为期 3 天，有 2500 人参与了活动。

7．举办主题观影会

观影会流程分为 3 步：首先，主持人简单介绍活动流程以及电影故事，引导观众带着问题观看电影；接着，观看艾滋病主题电影；最后，主持人通过有奖问答的形式引导观众学习、思考和分析电影所呈现的艾滋病相关知识与问题。参会同学可获得时长奖励，且有机会在有奖问答环节拿到奖品。

四、服务成效

2021 年 9 月至 2022 年 6 月，学校共发放 350 份艾滋病自检试剂，其中通过丰巢智能柜发放 64 份试剂，自动售卖机发放 286 份试剂。另外，在此期间，逾 10000 名同学接收到抗艾防艾知识宣传资料或参与到大大小小的活动中，共派发安全套 1000 份、宣传手册 700 份、宣传单 2000 份。

2022 年 9 月至 2022 年 12 月，学校共发放 66 份艾滋病自检试剂，其中通过丰巢智能柜发放 3 份试剂，自动售卖机发放 63 份试剂。在此期间，在公众号上共发送超过 20 篇艾滋病预防教育推文，累计阅读量达到 10000 余人次。

五、服务经验

1. 力求做到申领操作友好

（1）申领者可以通过公众号推文以及公众号后台申领自检包，同时可以获得自检包的正确使用方法和领取方式。

（2）自动售卖机投放位置，大学城校区在田径场入口，龙洞校区在快递站附近，利用潮汐人流量场所的特点，且每天 24 小时不断电的优势，在保证有足够多的人能看到自动售卖机的同时，有需求的人可以选择在无人时过来领取检测试剂，可以照顾到领取者的心理情绪。

（3）在自检包中放置校红十字会特制的有"人情味"的温馨提示，提醒申领者及时上传检测结果。

（4）设置电子意见箱，在自动售卖机旁粘贴意见调查问卷二维码，收集同学们的意见和建议，为改进服务提供参考。

2. 高度重视隐私保护

（1）在整个发放领取过程中遵循保密原则，不收集申领者的姓名、身份证号码等重要的身份信息，保护申领者的隐私。

（2）开展模式一服务，以消除有需求者前往自动售卖机领取试剂时会导致隐私暴露的忧虑。

（3）在提供模式一服务时，使用密封不透光的快递袋包装自检包，让申领者在丰巢智能柜领取自检包时，如取普通快递一样，不会出现心理负担。

六、下一步计划

1. 完善尿检推广服务模式中的通过丰巢智能柜发放模式

将公众号申领自检包的二维码更换为自动售卖机上申领的二维码，确保申领者有支付押金以及回传结果的动作。

2. 收集师生对自检模式的意见并及时做出调整

（1）将自动售卖机侧面贴有的反馈意见二维码发送到校红十字会及校青春健康协会。

（2）在自检相关的推文中加上反馈意见的二维码，并在转发推文时强调这一项内容，鼓励师生积极提出宝贵建议。

（3）多与其他高校项目负责人进行交流，学习他们在自检模式上的亮点做法，广泛听取各方意见与想法，并对所有意见进行整理总结，争取在自检模式上有所创新和突破。

3. 积极探索假期发放自检包的可能

考虑在假期期间举办线上活动，活动内容聚焦促进安全套使用、推广自检行为，通过活动给有需要的师生发放自检包，从而达到增强广大师生自检意识的目的。

第三节　基于健心委员网络推广自检服务模式

一、学校简介

广东白云学院是经国家教育部批准成立的全日制普通本科院校，于 1989 年创建。截至 2023 年 12 月，学校共设有 15 个二级学院，本科专业 56 个，涵盖了工学、经济学、管理学、文学、理学、法学、艺术学等多学科，全日制在校生有 33700 多人。

青春健康同伴社于 2014 年成立，是学校一个以同伴教育形式开展青少年生殖健康、艾滋病预防知识、爱情价值观等宣传教育活动的公益性社团，下设组织部、讲师团、宣秘部 3 个部门。青春健康同伴社每年会在全校范围内面向不同年级组织不同主题的恋爱与性团体活动，同时在学校心理健康教育与咨询中心设值班岗位和线上"爱没问题性箱"，接受学生恋爱与性相关问题的咨询。

二、服务目的

2021 年以来，在学生处心理健康教育与咨询中心的指导下，学校积极探索建立以青春健康同伴社为核心、以各班健心委员为网络的自检推广服务模式，开展青春健康性教育，增强学生预防艾滋病的意识和责任感，宣传自检知识，推广自检服务，促进学生对自检服务的认知和使用。

三、服务模式

广东白云学院有江高和钟落潭 2 个校区，针对 2 个校区可利用资源不同的特点，青春健康同伴社在老师的指导下，因地制宜，积极整合 2 个校区的资源，在 2 个校区共探索了 5 种服务模式，包括 2 个校区均有的健心委员代领取模式与 HIV 尿液自检机自助领取模式，以及在此基础上钟落潭校区探索的公寓楼智能柜投递与玩偶发放模式，江高校区探索的自检试剂领取箱模式。其中，HIV 尿液自检机自助领取模式全程自助完成，不需要他人协助；其他 4 种模式则是人工服务模式，需要青春健康同伴社的志愿者提供支持服务。

HIV 尿液自检包发放服务模式的总体服务流程详见图 6-3-1。各种服务模式的具体服务流程如下。

1. HIV 尿液自检机申领模式服务流程（全程自助）

（1）将 HIV 尿液自检试剂与安全套发放一体机安装在 2 个校区的医务室门口，并在自检机旁边张贴了使用意见调查问卷二维码。

（2）申领者使用微信"扫一扫"扫描机身上的二维码，跳转至"i 自检"平台自行申领。

（3）工作人员需要定期查看试剂的领取情况，并及时补充自检包。

2. 健心委员代领取模式服务流程

（1）组织全校健心委员自检服务推广技能培训班，帮助健心委员了解、掌握如何判断申领者是否有自检的需求和必要。

（2）健心委员作为同伴教育大使在班级宣传自检服务，通过发放 HIV 尿液自检包申领表收集班级同学的自检服务需求。

（3）健心委员对本班级有自检需求的同学做出自检必要性的判断后，填写 HIV 尿液自检包申领表，并将纸质表扫描转存为 PDF 版本发送给青春健康同伴社的负责人留档保存，以便回访联系。

（4）青春健康同伴社的负责人核对无误后，由健心委员前往心理健康教育中心领取相应数量的自检包，并带回班级发放，供申领者自行检测。

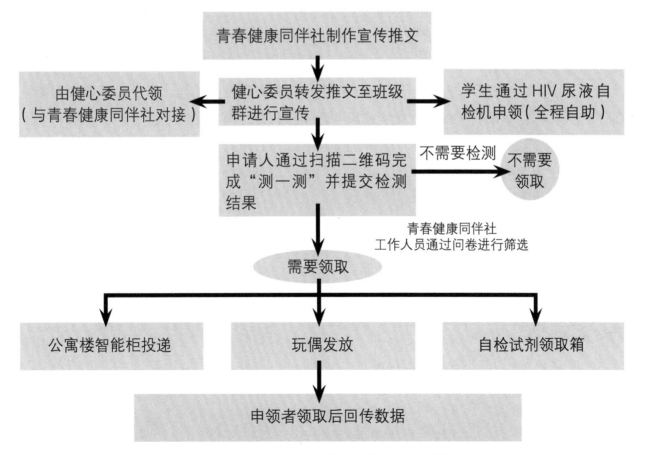

图 6-3-1 HIV 尿液自检包发放服务模式的总体服务流程

3. 公寓楼智能柜投递模式服务流程（钟落潭校区）

（1）申领者在青春健康同伴社微信公众号后台回复关键词"自检包"，后台将自动回复由中国性病艾滋病防治协会开发的"青少年全力以赴"小程序二维码与自检包投递信息问卷星二维码。

（2）申领者通过扫描"青少年全力以赴"小程序二维码完成"测一测"，并截图保存检测结果。

（3）申领者在问卷星中上传检测结果并如实填写后提交问卷，后台青春健康同伴社的工作人员根据申领者所提交的检测结果判断申领者是否有必要自检。

（4）若申领者有必要自检，青春健康同伴社的工作人员将根据申领者填写的个人联系方式、智能柜地址、个人空闲时间等信息将自检包密封包装后放置于申领者所选择的智能柜中。

（5）申领者通过手机短信获取自检包的领取码后，可以自行前往智能柜领取并检测。

4. 玩偶发放（钟落潭校区）、自检试剂领取箱（江高校区）模式服务流程

（1）申领者在青春健康同伴社微信公众号后台回复关键词"自检包"，后台将自动回复由中国性病艾滋病防治协会开发的"青少年全力以赴"小程序二维码与自检包投递信息问卷星二维码。

（2）申领者通过扫描"青少年全力以赴"小程序二维码完成"测一测"，并截图保存检测结果。

（3）申领者在问卷星中上传检测结果并如实填写后提交问卷，后台青春健康同伴社的工作人员根据申领者所提交的检测结果判断申领人是否有必要自检。

（4）若申领者有必要自检，青春健康同伴社的工作人员将根据申领者填写的个人联系方式和空闲时间以短信的方式告知申领者前来领取的时间与地点（根据申领者所选择的校区分别采用不同的服务模式）。

（A）若申领者选择钟落潭校区。

（a）申领者自行前往敦品楼团辅室戴上玩偶头套，从穿着玩偶服的青春健康同伴社的工作人员手中领取尿液自检包（图6-3-2）。

（b）青春健康同伴社的工作人员发放自检包时，提醒申领者扫描自检包上的二维码将检测结果回传。

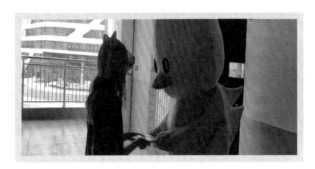

图 6-3-2 穿着玩偶服的工作人员给戴着玩偶头套的申领者发放自检包

（B）若申领者选择江高校区。

（a）青春健康同伴社的工作人员将自检试剂放在学生公寓 8 栋 1 层东侧（学生服务中心旁边）门口的试剂领取箱中，由申领者自行前往领取。

（b）等申领者领取后，青春健康同伴社的工作人员将以短信方式提醒申领者扫描自检包上的二维码将检测结果回传。

四、服务推广

（1）利用青春健康同伴社微信公众号发布推文进行宣传。相关推文[1][2]主要包括尿检机的安装位置介绍、自检包介绍和自检包领取方式介绍。同时，由各班的健心委员将推文转发到各班级群进行宣传。

（2）举办专家讲座。如邀请白云区疾控中心的医生来校为全体 2022 级大一新生开展艾滋病知识学习及性教育讲座（图 6-3-3），江高、钟落潭 2 个校区共覆盖人数超 6000 人。

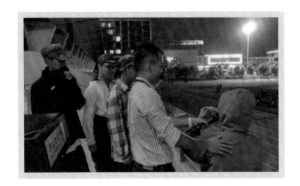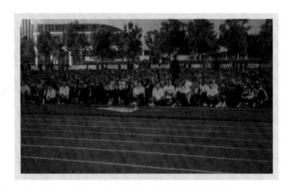

图 6-3-3 白云区疾控中心的医生来校开展艾滋病知识学习及性教育讲座

---

[1] 青春健康同伴社：《爱艾必修课｜艾滋病竟然可以自检？》，见 https://mp.weixin.qq.com/s/PbjE8PMaBK03cp2W7eLptg。
[2] 青春健康同伴社：《开学了，要不浅测一下？》，见 https://mp.weixin.qq.com/s/XQ5p7yfykpec3GqnsFvMZQ。

（3）开展青春健康同伴教育大使培训系列讲座。在江高、钟落潭2个校区开展了青春健康同伴教育大使系列培训，对全校各班的健心委员进行培训，并针对不同年级开展了不同主题的讲座（如"预防艾滋病"[①] "性行为与决定你知多少"[②] "性骚扰、意外怀孕与人工流产"[③]）。此外，根据活动积极制作宣传推文，引导学生沉浸式学习防艾知识，启发学生积极思考，使其认识到推广安全套使用、自我检测的意义，促进宣传效果的提高。

（4）开展青春健康同伴教育主题班会活动。青春健康同伴教育大使接受系列培训后，回到班级开展主题班会活动，给参与主题班会的同学详细讲解、演示正确使用安全套和进行自检的方法，并由同伴教育员一对一地指导练习如何佩戴安全套及使用自检包，培养他们成为抗艾防艾和推广尿检包自测的宣传员。

（5）开展"艾"健康文创竞赛。大力动员全校学生参加青春健康同伴社策划的"艾"健康文创竞赛，抗艾防艾、安全套等文创作品设计比赛，共有279名同学参与，收到了海报、手抄报、书法、绘画等作品共176份。

五、服务成效

2021年9月至2022年6月，学校共发放100份自检试剂，其中，通过玩偶发放模式发放64份，健心委员代领取模式发放36份。

六、经验体会

（1）充分利用成熟且富有特色的健心委员体系作为宣传推广和进行服务的网络，有效地提高了宣传推广的覆盖面以及服务的可及性，极大地调动了全校学生关注性健康的积极性。

（2）在申领者领取自检包时，青春健康同伴社工作人员穿着玩偶服发放自检包的方式广受欢迎，有效地避免了申领者害怕、尴尬的情况，让申领者能以轻松愉悦的心情领取自检包。

（3）以问卷星的方式收集申领者回传结果提交成功的截图，并通过短信方式与申领者取得联系，赠送申领者1份小礼物（广东省大学生抗艾防艾项目物资中的安全套、鞋套和笔袋），鼓励申领过自检包的同学回传结果，提高自检结果的回传率。

---

① 青春健康同伴社：《青春健康│同伴教育大使培训之预防艾滋病》，见 https://mp.weixin.qq.com/s/5EqrtAK6IA9DjqgJQPyE4w。
② 青春健康同伴社：《青春健康│同伴教育大使培训之性行为与决定你知多少》，见 https://mp.weixin.qq.com/s/END7uiFs1nP-bFjw9XdSaA。
③ 青春健康同伴社：《青春健康│同伴教育大使培训之性骚扰、意外怀孕与人工流产》，见 https://mp.weixin.qq.com/s/_IdaVUoick8ygZjgUu91yQ。

第四节 校园采访推广自检服务模式

广东茂名健康职业学院于 2018 年成立了青春健康教育协会，该协会于 2020 年通过了国家认证。该协会讲师团延续了 2020 年首次开展的小记者校园采访活动，带动了学生们学习青春健康教育知识的积极性。校园采访活动具有较强的参与性、互动性及趣味性，深受学生们的喜爱。

一、活动筹备

1. 商讨执行细节

在活动开展之前，协会讲师团的成员集中进行讨论和研究，制定活动方案，明确采访内容、形式及人员分工等。确定的采访内容以中国计划生育协会（简称"中国计生协"）青春健康教育项目的《成长之道》为蓝本，把艾滋病防治知识（"国八条"）作为重点采访内容，提高了宣传教育的针对性，增强了学生们的艾滋病防治意识，预判了采访过程中有可能出现的不确定因素并拟定了应急方案，以确保采访顺利开展。在提问方式上，总结出以下 4 个要点。

（1）提问要简洁通俗。事先对每个要提问的问题在其用语的长短上精心设计、推敲，宜短勿长，宜通俗勿艰涩。

（2）提问要具体。很多事物都是错综复杂的，且都有形成、发展、结束的过程，记者如果笼统、抽象地提问题，采访对象会难以回答。

（3）提问要把握主线，抓住关键问题。一旦采访对象的谈话偏离了主题，一定要及时将它拉回到主线上来，切勿跑题。

（4）提问要"口""眼"并用。"口""眼"并用意在强调要观察得深、观察得细，力求生动、逼真地反映出事物的本质。

2. 制作艾滋病防治知识（"国八条"）问卷星问卷

青年学生艾滋病防治知识（"国八条"）的知晓率要求达 95% 以上。在采访前，根据"国八条"制作出问卷星问卷，用于活动当天招募师生填写问卷。

3. 物资准备

指定专人负责安排小记者采访过程中需要使用的物资，包括音响设备、宣传海报、小礼品（如钥匙扣、小零食、安全套等）、玩偶服等，并安排拍摄人员跟随拍摄。

4. 宣传推广

采访活动开展前，采用线上、线下相结合的方式对活动进行宣传推广。线上组织协会全体成员将活动预告转发到朋友圈，并制作推文发布到微信公众号后转发至班长群，动员班长转发到各个班级群，让每一位同学都知晓活动开展的时间、地点。线下宣传时，提前2个小时把活动场地布置好，并在宣传摊位上张贴横幅、宣传海报以及易拉宝等宣传物品。

二、活动开展

1. 现场活动推广

协会成员身穿小熊玩偶服在校园里走动，吸引学生们的注意，活跃现场气氛（图 6-4-1）。

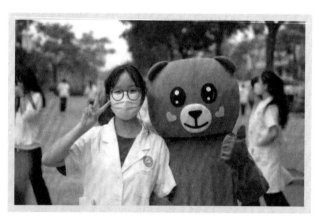

图 6-4-1　参与者和身穿小熊玩偶服的协会成员合照

2. 小记者随机采访师生及后勤部人员

小记者随机采访校园里的师生（图 6-4-2 至图 6-4-4），通过开放式提问、闭合式提问、正问、侧问等方式了解采访对象对"国八条"及检测的知信行情况，记录采访对象的认知和观点，并向采访对象送出精美小礼品。

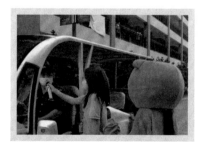　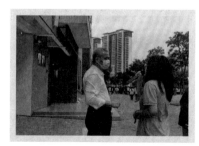　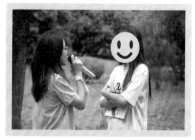

图 6-4-2　小记者采访　　　图 6-4-3　小记者采访　　　图 6-4-4　小记者采访
　　后勤部人员　　　　　　　学院领导　　　　　　　　学生

3. 小记者为采访对象答疑解惑

采访聚焦"国八条"、安全套和尿液自检等相关问题，对采访对象的知信行误区，小记者当场会予以答疑解惑，若发现有过高危行为需要做艾滋病检测的采访对象，会向其推荐通过校内的自检机领取自检包进行自检。

4. 对采访结果和问卷星填写结果进行对比分析

活动结束后，对现场采访结果和线上问卷星的"国八条"答题结果进行对比分析，了解学生们面对不同的环境做出的选择是否一致，从不同年级、不同性别、不同专业等角度比较分析学生们与艾滋病相关的知信行差异，为今后有针对性地进行宣传提供科学指导。

三、活动特色

1. 活动参与性、互动性较强，有利于加深对正确知信行的认知

一问一答式的采访，拉近了小记者与采访对象之间的距离，采访对象对该次采访的内容记忆会更加深刻，能从中受到启发，也能扩展自己的知识面。小记者在校园内做采访，沿路也会进行宣传，引导感兴趣的同学到摆摊现场。摊位上有接受过培训的学生同伴教育员为同学们普及如何正确地使用质量合格的安全套，并讲解正确使用尿液自检包的方式以及注意事项等知识，有利于提高参与者对安全行为的认识。

2. 活动趣味性高，有利于提高学生参加活动的积极性

小记者采访会运用生动幽默的语言和灵活的提问方式进行，工作人员会身穿小熊玩偶服在校园内走动、陪同小记者采访。采访过程中，气氛较为轻松，局面不会尴尬，同学们更乐意参加活动、接受采访，也愿意阐述自己与"国八条"和自检相关的认知及观点。

（杨　放　翁桂闽　尚　娟　赵晓晗　冯叶芳）

第七章

需求导向，精准施策

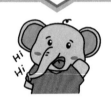

第一节 流行概况与影响因素

一、我国青年学生艾滋病流行有什么特征？

据疫情分析，2010—2019 年我国新报告青年学生 HIV 感染者 /AIDS 病人共 23307 例，每年新报告病例从 2010 年的 794 例上升到 2019 年的 3422 例，近年来每年新报告青年学生 HIV 感染者 /AIDS 病人维持在 3000 例左右，备受社会关注。我国青年学生艾滋病疫情变化趋势分 2 个阶段，2010—2015 年呈上升趋势，2015—2019 年趋于平稳；性别分布以男性为主，男女性别比达 33.9 ∶ 1（22640 ∶ 667），其中 18 ～ 22 岁年龄段占比最高。2010—2015 年各年龄段均呈上升趋势，其中 15 ～ 17 岁组上升最快。感染途径以男男同性传播为主（占 80.0%），异性传播无论男女均以非婚非商业性行为为主，报告病例数逐年上升。男学生的疫情报告以来自艾滋病自愿咨询检测 (HIV voluntary counseling and testing，VCT) 为主（46.6%），女学生的疫情报告以来自医疗机构为主（52.3%）。

全国青年学生哨点监测数据显示，2015—2019 年 HIV 抗体阳性率分别为 0.04%、0.04%、0.05%、0.02% 和 0.03%，历年无线性趋势变化。此外，2014 年一项针对全国 8 个大城市的前瞻性队列研究发现，18 ～ 20 岁的男男性接触者 (men who have sex with men，MSM) 中，HIV 新发感染率为 8/100 人年，高于 21 ～ 25 岁的 MSM（6.2/100 人年）。

综合而言，目前我国青年学生的艾滋病处于低流行水平。虽然近 5 年整体疫情上升趋势有所减缓，但 15～17 岁组的新发现率仍呈上升态势。异性传播虽不像同性传播那样有快速的上升期，但男女非婚非商业性行为传播比重均以相对较慢的速度逐年递增，低年龄组学生和非婚非商业异性传播问题不可忽视，男男同性恋学生仍是受艾滋病影响最大的人群。

二、我国青年学生感染 HIV 的脆弱性有哪些？

目前，我国正处于社会、经济、文化快速发展的新时期，人们的性观念发生了巨大改变，愈趋自由、开放、多元。青年学生由于处于成长期，心智尚未成熟，性心理、行为容易受到不良影响，感染艾滋病的风险随之增加。其脆弱性主要体现在以下 4 个方面。

（1）性观念和性行为开放。2019 年 11 月至 2020 年 2 月期间"全国大学生性与生殖健康调查"显示，大学生对婚前性行为、开房或同居以及一夜情或"约炮"等偶遇性行为的接受度分别为 64.58%、71.83% 和 21.65%；性取向呈多元化，异性恋、双性恋、同性恋、泛性恋分别占 77.28%、8.92%、4.25% 和 1.22%。2015—2019 年全国 31 个省份共 67 个青年学生的哨点监测数据显示，青年学生首次发生性行为的年龄集中在 19 岁，曾经发生性行为的比例为 7.00%～9.00%，最近 1 年与临时性伴、商业性伴、同性性伴发生性行为的比例分别为 1.59%～1.82%、0.19%～0.33% 和 0.19%～0.23%。

（2）对艾滋病相关知识、风险认知不足。许多学校学生的艾滋病防治知识知晓率达不到国家考核要求，尤其是对艾滋病的危害、学校艾滋病传播的主要方式、新型毒品对艾滋病的影响等风险问题的认知正确率尤为低下。一项针对 15 省高校学生的调查显示，26.3% 的学生不了解"拥有多个性伙伴是高危行为"，28.4% 不了解"吸毒是高危行为"，42.2% 不了解"男男性行为是高危行为"，30.0% 不清楚"在男男同性恋中 HIV 感染率很高"，25.6% 不清楚"性病患者可以增加感染 HIV 的风险"。

（3）安全行为不足。虽然青年学生安全套使用率逐年上升，首次性行为使用安全套的比例从 2015 年的 54.99% 逐年上升至 2019 年的 75.81%，上升幅度（20%）超过了 2010—2015 年（13%）；最近 1 次和最近 1 年与各类性伴发生性行为时坚持使用安全套的比例也均呈逐年上升的趋势，其中坚持使用安全套的比例上升最为明显（上升幅度在 20% 上下波动），但不同种类性伴使用安全套的水平存在差异，总体上固定性伴高于临时性伴和商业性伴，最低为同性性伴。学生的 HIV 检测率极低，即使有性行为的学生检测率也不超过 12%。国内一项 Meta 分析显示，男男性行为学生检测率为 44.3%，虽远高于学生总体水平，但与《中国遏制与防治艾滋病"十二五"行动计划》中高危人群接受艾滋病检测并知晓检测结果的比例达到 70% 以上的要求仍有较大差距。

（4）互联网交友行为活跃。中国红丝带网开展的一项全国8771人参与的网约行为调查发现，调查对象中13.4%有过网约性行为，其中62.03%是15～24岁的青少年，约3%的本人或性伴发生过意外怀孕，约4%遇到了感染性病、艾滋病问题。此外，多性伴现象常见，自报最近1年有1～5个和6～10个网约对象者分别有766人（65.08%）和102人（8.67%），还有39人（4.76%）自报网约对象数超过20个。青年男男性行为人群线上社交网络更为活跃，有调查显示，青年男男性行为人群通过网络寻找性伴的比例为55.91%～78.17%，且呈逐渐上升的趋势。此外，近几年大学生，甚至中小学生用手机、电脑等设备，通过网络进行性相关的文字、语音、照片或视频交流互动的文爱现象愈发多见。广东省一项调查显示，37所高等学校的45392名学生当中，4.1%发生过"文爱"行为。

三、我国在学校性健康艾滋病预防教育工作上存在哪些挑战？

（1）教育责任落实不到位。早在"十二五"期间，我国就对各类学校的艾滋病预防教育计划、课时、师资和教材提出了要求。然而，一项覆盖15省几十所高校的调研显示，能全面落实有关要求的学校寥寥无几，普遍未制订教学计划，缺乏师资，课时、配套教材得不到保证，未能有效发挥课堂教育这一主渠道作用。

（2）教育效果不佳。艾滋病预防教育内涵丰富，除了传播知识、信念，更要促进知信行合一。我国学生知识和风险认知不足、知行分离、知而不信、信而不行问题严重。究其原因，主要是众多学校的课堂教育模式较为单一，多以知识单向灌输为主，缺乏互动性、趣味性，且内容空泛，目标不清晰，尤其是对于心智发育程度不一的学生，未能做到分类施教。

（3）安全行为促进缺乏支持性环境。调查显示，我国青年学生安全套使用率和HIV检测率低的原因，除了学生普遍低估自身感染HIV的风险且缺乏做出合理决定的能力或付诸于行动的能力，许多学校也对推广安全套使用存在顾虑、宣传不足，且与疾控中心和计生部门等专业机构缺乏合作，安全套发放设施与检测服务便利性低。

（4）互联网预防优势尚未得到充分利用。当今，网络性信息唾手可及，陌陌、探探、blued等网约平台交友匿名、成本低、便捷，让青年人在更早的年龄认识了性，以及更容易发生偶遇性行为。然而，在青年性觉醒提早的同时，性安全和性责任的知识却没有因为互联网的便捷而得到足够的传播和普及，信息不对称、不平衡使网约性行为的安全风险隐患远远高于传统性行为。

（5）性教育跟不上青年学生性观念开放的步伐。在我国，一边是青少年渴求了解性知识、对性跃跃欲试，另一边是学校、家长、社会对青少年性教育普遍讳莫如深，甚至抵触性教育。很多父母是当年性教育缺失的一代人，他们未能担负起孩子性教育启蒙的责任。

调查显示，即使到了大学阶段，也只有 52% 的大学生曾经在学校里接受过性教育，57%的大学生从来没有和父母谈论过"性"。

四、广东省青年学生艾滋病疫情概况

据疫情分析，2008—2019 年广东省新报告青年学生 HIV 感染者/AIDS 病人共 1254 例，每年新报告病例从 2008 年的 12 例上升到 2019 年的 203 例，近年来每年新报告青年学生 HIV 感染者/AIDS 病人维持在 200 例左右，备受社会关注。广东省青年学生疫情变化呈上升趋势；性别分布以男性为主，男女性别比达 39.5∶1（1223∶31）；年龄主要为 18～22 岁，其中 15～19 岁感染者所占比例逐年上升。感染途径以男男同性传播为主（占 78.2%），占比逐年上升，异性传播以非婚非商业性行为为主；疫情报告以来自艾滋病自愿咨询检测（VCT）为主（46.3%）。综合而言，目前广东省青年学生感染艾滋病处于低流行水平；虽然近 5 年整体疫情上升趋势有所减缓，但每年报告数仍维持在 200 例左右；近年来呈现感染低龄化的趋势；男同性恋学生仍是受艾滋病影响最大的人群。

2021—2022 年广东省青年学生艾滋病病毒感染者专题调查显示，首次同性性行为年龄在 12～24 岁，首次同性性行为性伴身份为学生的占 45.1%，确诊前性伴数最多的多达 40 个；首次异性性行为年龄在 13～28 岁，确诊前，最多与 20 人发生异性性行为。多性伴现象普遍，存在商业性行为、被迫性行为、使用新型毒品后发生性行为等现象。主动检测意识不强，仅 15.2% 应答者在确诊前认为自己感染上艾滋病的风险较高。多数通过如 blued、微信等较方便、隐秘的社交软件方式认识同性性伴，不易被发现。2022 年广东省青年学生艾滋病病毒感染者专题调查显示，80.7% 的发生过同性性行为的感染者确诊前通过交友软件（微信、QQ、陌陌、探探等）认识同性性伴，9.4% 通过线下方式（校园、酒吧、浴池、公园等场所）认识，9.9% 二者兼有；33.3% 的发生过异性性行为的感染者确诊前通过交友软件（微信、QQ、陌陌、探探等）认识异性性伴，66.7% 通过线下方式（校园、酒吧、浴池、公园等场所）认识。

五、广东省青年学生艾滋病相关知信行现状

2022 年，对珠三角地区广州、东莞、中山、惠州以及非珠三角地区茂名、汕头 16 所高校、技工院校共 48749 名学生开展的专题调查显示，艾滋病防治知识知晓率仅为 74.3%，技工院校（58.0%）明显低于普通高校（90.1%）。6.1%（2971/48749）的学生有性行为史，其中技工院校、高校分别为 5.8%、7.0%。2971 名有性行为史的青年学生中，最近 1 年与固定性伴发生过性行为者占 90.2%，最近 1 年与临时性伴和商业性伴发生过性行为者

分别占 33.3%、23.6%，技工院校学生有临时性伴和商业性伴等非固定性伴的比例较普通高校学生更高。1013 名有非固定性伴的性行为史的青年学生，平均年龄为 19.83 岁，年龄范围为 16 ～ 32 岁；男性占 74.7%，自我报告性取向为异性恋者占 81.3%；30.4% 首次性行为时年龄小于 18 岁。在最近 1 年发生过性行为的学生中，技工院校学生发生男男同性性行为的比例较普通高校学生低，但其中发生男男同性性行为者，其性伴数更多、安全套使用比例更低。

六、我国青年学生利用艾滋病咨询检测服务的影响因素有哪些?

（1）社会人口学特征。国外多项研究发现，女性学生比男性学生更有可能利用艾滋病咨询检测服务，但我国多项研究发现男性学生实际检测率要高于女性学生，这可能是由于我国近年来加大了对男男性行为者（MSM）的检测力度，从而使男性学生检测数量多于女性学生检测数量。此外，年龄较大、高年级学生接受 HIV 检测率相对较高。

（2）艾滋病相关知识、行为和风险感知。艾滋病相关知识知晓率高、有过高危行为的学生以及具有艾滋病风险意识的学生，检测率更高。

（3）咨询检测服务相关知识和益处感知。对咨询检测服务的知识了解程度高、能感知到检测益处的学生，检测率更高。

（4）心理因素。有研究显示，学生对阳性检出结果的恐惧和焦虑、检出阳性结果后的耻辱感、担心被污名化、担心社会歧视、担心个人信息泄露是影响咨询检测服务利用的主要心理障碍因素。其中，恐惧阳性检出结果和担心被污名化居我国大学生咨询检测服务利用心理障碍的前两位。

七、我国青年学生使用安全套的相关影响因素有哪些?

（1）社会人口学特征。研究发现，文化程度较高的学生使用安全套的比例较高；医学专业的学生使用安全套的比例较高。此外，男性学生中同性、双性恋者安全套使用率较低。

（2）性行为及性伴情况。首次性行为年龄较小、性伴数量多、性行为频率高者安全套坚持使用率较低。对男男性行为者的调查发现，口交的安全套使用率比肛交低。

（3）艾滋病相关知识知晓情况及风险感知。艾滋病相关知识知晓率高、认同安全套可以预防性病艾滋病、具有艾滋病风险意识的学生安全套使用比例高。此外，接受过艾滋病咨询检测的学生安全套使用率比没有接受过咨询检测的学生高。

（4）安全套获取途径和难度。安全套的价格、可及性会影响学生的选择偏好及使用情况。

（5）滥用药物。rush 等药物可产生强烈的性冲动，提高性快感，降低对性冲动的克制力，容易导致无套性行为的发生。

第二节　政策文件与教育指引

一、国家对青年学生艾滋病预防教育有哪些指导文件？

我国历来重视青少年学生艾滋病防治工作，出台了 30 多个涉及学校艾滋病预防教育任务和要求的相关法律法规、规划、政策文件。近年来，国家对青年学生的艾滋病预防教育逐渐从顶层要求向精准实施转变。2015 年和 2019 年国家教育部和国家卫生健康委员会联合印发了《关于建立疫情通报制度进一步加强学校艾滋病防控工作的通知》《关于切实加强新时代学校预防艾滋病教育工作的通知》，指出要开展适合青少年身心特点的健康教育，要根据不同教育阶段特点、当地学生艾滋病疫情形势和影响因素，研究制定符合实际的宣传教育方案。

二、国家对青年学生性教育有哪些指导文件？

2016 年，中共中央、国务院印发了《"健康中国 2030"规划纲要》，强调性教育的重要性，提出要以中小学为重点加强健康教育，减少青少年不安全性行为。

为贯彻落实《"健康中国 2030"规划纲要》，国家卫生健康委员会发布了《中国青少年健康教育核心信息及释义（2018 年版）》，提出要"接受和参与全面性教育"，并对其积极作用给予肯定，这是我国政府机构首次在发文中提出和倡导"全面性教育"的概念。

2021 年 6 月 1 日始施行新修订的《中华人民共和国未成年人保护法》，提出学校、幼儿园应当对未成年人开展适合其年龄的性教育。

三、国家发布的青年学生艾滋病预防教育核心知识具体是哪些？

2021 年，为进一步落实《健康中国行动（2019—2030 年）》《遏制艾滋病传播实施方案（2019—2022 年）》《关于切实加强新时代学校预防艾滋病教育工作的通知》有关要求，推进"十四五"时期学校预防艾滋病教育工作的开展，遏制艾滋病在青年学生人群中的传播和流行，促进青年学生身心健康，在教育部、国家卫生健康委员会有关司局的指导下，中国疾病预防控制中心性病艾滋病预防控制中心联合教育部全国学校预防艾滋病教育专家组，根据青年学生的特点和需求修订了《青年学生预防艾滋病宣传教育核心信息（2021 版）》，为学校开展预防艾滋病宣传教育工作提供参考和指导。

1. 危害性认识

（1）艾滋病是一种危害大、死亡率高的严重传染病，目前不可治愈。

（2）目前我国青年学生中艾滋病的主要传播方式为男男同性性行为。

（3）不能通过外表判断一个人是否感染了艾滋病病毒。

2. 预防知识

（1）学习掌握性健康知识，提高自我保护意识与技能，培养积极向上的生活方式。

（2）艾滋病目前没有疫苗可以预防，掌握预防知识、拒绝危险行为、做好自身防护才是最有效的预防手段。

（3）艾滋病通过含有艾滋病病毒的血液和体液（精液、阴道分泌物等）传播，日常学习和生活接触不传播。

（4）注射吸毒会增加经血液途径感染艾滋病病毒的风险，使用新型毒品、醉酒会增加经性途径感染艾滋病病毒的风险。

（5）性病可增加感染艾滋病病毒的风险，患性病必须及时到正规医疗机构诊治。

（6）72 小时内使用暴露后预防用药可减少艾滋病病毒感染的风险。

3. 检测与治疗

（1）发生高危行为后（共用针具吸毒、无保护性行为等），应该主动进行艾滋病咨询与检测，早发现、早诊断、早治疗。

（2）疾控中心、医院等机构均能提供保密的艾滋病检测和咨询服务。

（3）感染艾滋病病毒后及早接受抗病毒治疗可提高患者的生活质量，同时减少艾滋病病毒传播。

4. 法律法规

艾滋病病毒感染者也是艾滋病的受害者，应该得到理解和关心，但故意传播艾滋病的行为既不道德，还要承担法律责任。

四、初中学生预防艾滋病宣传教育十条核心信息是什么？

2023 年，为进一步落实《"健康中国 2030"规划纲要》《健康中国行动（2019—2030 年）》和《教育部办公厅、国家卫生健康委员会办公厅关于切实加强新时代学校预防艾滋病教育工作的通知》的要求，推进学校预防艾滋病教育工作的深入开展，遏制艾滋病在青年学生人群中的传播，保护青年学生身心健康，在教育部、国家疾病预防控制局有关司局的指导下，中国疾病预防控制中心性病艾滋病预防控制中心联合教育部全国学校预防艾滋病教育专家组，依据《中华人民共和国未成年人保护法》《艾滋病防治条例》，以及教育部印发的《生命安全与健康教育进中小学课程教材指南》《中小学生预防艾滋病专题教育大纲》《中小学生毒品预防专题教育大纲》《未成年人学校保护规定》要求，根据初中学生的特点和需求，制定了初中学生预防艾滋病宣传教育 10 条核心信息，为初中学校开展预防艾滋病宣传教育工作提供参考和指导。

（1）艾滋病是一种危害大、病死率高的重大传染病。目前既不可治愈，也没有疫苗，一旦感染艾滋病，需要终身规律服药。

（2）目前我国青年学生中艾滋病的主要传播方式为性传播，特别是男男同性性行为传播。因发生无保护性行为或者被性侵的未成年人感染艾滋病的案例时有发生。

（3）患性传播疾病和使用毒品可增加感染艾滋病病毒的风险，使用未经严格消毒的工具文身、打耳洞、拔牙等有感染艾滋病病毒的可能。

（4）日常学习和生活接触不会传播艾滋病，艾滋病病毒感染者和艾滋病病人应得到理解和关怀，不能歧视他们，要反对社会歧视。

（5）识别人际交往当中的性骚扰、性侵害，凡是引起自己反感、压抑或恐慌的带有性含义的语言、表情、动作、文字、图像、视频、语音、链接或者其他任何方式都是性骚扰，引诱、胁迫发生的性行为就是性侵害。如遇到性骚扰和性侵害，要及时报告给可信赖的成年人。

（6）学习掌握性健康知识，提高自我保护意识与技能，做自己健康的第一责任人。未成年人要避免发生性行为，青少年应尽量推迟首次性行为的时间。

（7)坚决拒绝易感染艾滋病行为，抵制同伴压力,远离第一支烟、第一口酒、第一次毒,不好奇尝试。要充分权衡利弊并预判后果，确保选择所做的每一个行为都是安全、无吸毒、无感染艾滋病风险的正确决定。

（8）不能通过外表判断一个人是否感染了艾滋病病毒，只有通过检测才能判断。如发生过易感染艾滋病行为，要尽早告诉监护人，主动进行艾滋病咨询与检测，早发现、早诊断。

（9）发生易感染艾滋病行为后，要尽快告诉监护人，及时到指定医院咨询，必要时可采取药物预防，减少艾滋病病毒感染的风险，2 小时内服用预防药物效果最佳，72 小时内服用有效。感染艾滋病病毒后应及早接受抗病毒治疗。

（10）学习掌握相关法律法规知识，运用法律武器减少感染艾滋病风险和保护自身安全。与 14 周岁以下未成年人发生性关系,不管对方是否自愿，都是犯罪行为；故意传播艾滋病要承担法律责任；吸毒是违法行为，要受到法律惩处。

五、国家对学校开展艾滋病预防教育课堂教育有什么具体要求？

要求切实落实学校预防艾滋病专题教育，使学生了解预防艾滋病的相关知识，培养其健康的生活方式，增强其自我保护意识和抵御艾滋病侵袭的能力。要保证初中学段 6 个课时、高中学段 4 个课时、大学每学年 1 个课时的艾滋病知识教育，充分利用"世界艾滋病日"的契机，通过多种形式开展教育活动。

六、国家对青年学生艾滋病防治知识知晓率的考核要求是什么？

国家《遏制艾滋病传播实施方案（2019—2022 年）》等文件要求，青年学生应掌握 8 条艾滋病预防基本知识（简称"国八条"），总体知晓率应达 95% 以上，即 95% 以上的学生能正确回答 6 题以上，"国八条"包括以下具体内容。

（1）艾滋病是一种不可治愈的严重传染病吗？

①是　　　　②否　　　　③不知道

（2）目前我国青年学生中，艾滋病流行呈快速增长趋势，主要传播方式为男男同性性行为，其次为异性性行为，是吗？

①是　　　　②否　　　　③不知道

（3）通过外表可以判断一个人是否感染了艾滋病吗？

①是　　　　②否　　　　③不知道

（4）日常生活和学习接触会感染艾滋病吗？

①是　　　　②否　　　　③不知道

（5）坚持正确使用安全套可以减少感染和传播艾滋病的风险吗？

①是　　　　②否　　　　③不知道

（6）使用新型毒品（如冰毒、摇头丸、K 粉等）会增加感染艾滋病的风险吗？

①是　　　　②否　　　　③不知道

（7）发生高危行为（共用针具吸毒、不安全性行为等）后，应主动寻求艾滋病检测与咨询吗？

①是　　　　②否　　　　③不知道

（8）艾滋病病毒感染者的结婚、就业、入学等权益受我国法律保护吗？

①是　　　　②否　　　　③不知道

七、国家对生活技能为基础的学校预防艾滋病健康教育师资培训有哪些指导意见？

为贯彻落实《关于切实加强新时代学校预防艾滋病教育工作的通知》，进一步加强学校预防艾滋病教育，更好地指导各中学和高校规范地开展艾滋病预防和毒品预防教育，依据《生命安全与健康教育进中小学课程教材指南》《中小学生预防艾滋病专题教育大纲》相关要求，根据我国中学生和大学生的特点和需求，教育部全国学校预防艾滋病教育专家组和中国疾病预防控制中心性病艾滋病预防控制中心共同研究制定了《生活技能为基础的学校预防艾滋病健康教育师资培训课程大纲（中学版）》（以下简称"中学版"）与《生活技能为基础的学校预防艾滋病健康教育师资培训课程大纲（高校版）》（以下简称"高校版"），并经专家审议、预试验评估、示范性培训通过，联合于第 36 个世界艾滋病日前夕在中南大学举办的全国教育系统 2023 年"世界艾滋病日"主题宣传活动启动仪式上发布，期望为普通初中、普通高中、中等职业学校、普通高校和高等职业院校的师资培训提供全面、规范的课程纲要。

八、开展迎接青春期教育的目标和核心知识有哪些？

（1）了解青春期及其在人生发展中的重要意义。

（2）了解男女生殖系统和生理发育过程，了解生殖过程。

（3）科学认识青春期心理变化，悦纳自己，形成健康的性观念。

（4）掌握青春期卫生保健常识，形成良好的卫生习惯。

九、开展社会性别教育的目标和核心知识有哪些？

（1）了解生理性别和社会性别的概念。

（2）认识社会性别刻板印象带来的影响。

（3）树立尊重、平等的社会性别观念。

十、开展人际交往教育的目标和核心知识有哪些？

（1）掌握与同伴交往的技能，包括交流、倾听和理解他人等技能。

（2）学会处理同伴之间的影响，相互尊重、相互促进，妥善应对同伴压力，不做违背自己意愿的事情。

（3）尊重理解不同的爱情观，学会在恋爱关系中自尊自爱自理，学会处理恋爱中的问题。

十一、开展性行为与决定教育的目标和核心知识有哪些？

（1）了解性的含义，端正对性的认识，明白性是健康、美好的。

（2）认识性行为可能带来的各种后果。

（3）学会慎重做出性决定，学会做决定的技能。

（4）掌握拒绝性行为的技巧。

（5）认识性骚扰，掌握防范性骚扰及性侵害的技能。

十二、开展预防意外怀孕教育的目标和核心知识有哪些？

（1）了解怀孕过程及避孕原理。

（2）了解常用避孕方法。

（3）了解紧急避孕。

（4）了解人工流产。

（5）了解可能导致青少年意外怀孕的相关因素。

（6）学会慎重考虑性与怀孕、生育的问题，避免意外怀孕。

十三、开展预防性传播疾病教育的目标和核心知识有哪些？

（1）了解性传播疾病的概念、我国常见性传播疾病的种类及传播途径。

（2）了解性传播疾病的危害、预防措施和正确求医方法。

（3）了解性传播疾病与艾滋病的关系。

（4）洁身自好，掌握健康的行为方式。

十四、开展预防艾滋病病毒感染教育的目标和核心知识有哪些？

（1）了解艾滋病的流行趋势，尤其是在所在区域青少年学生中的流行形势。

（2）了解艾滋病基本知识，包括其概念、危害、传播途径与预防措施等。

（3）学会分辨日常生活中哪些行为不会传播艾滋病，哪些是艾滋病病毒感染的危险行为。

（4）尊重、关爱、正确对待艾滋病病毒感染者和艾滋病病人。

十五、开展远离毒品教育的目标和核心知识有哪些？

（1）了解毒品及其危害，知晓常见毒品名称。

（2）了解青少年学生可能接触毒品的途径和场景，提高警惕性。

（3）掌握拒绝毒品的技能。

十六、开展计划未来教育的目标和核心知识有哪些？

（1）理解目标及其对人生的意义。

（2）理解正确选择的意义。

（3）引导学生确立人生目标，计划未来。

第三节 教育理念

一、为什么要推进全面性教育？

"全面性教育"的概念于 2002 年首先由世界卫生组织提出。联合国艾滋病规划署以及教育、科学及文化组织在 2009 年组织编制了《国际性教育技术指导纲要》（简称"《纲要》"），并于 2018 年修订发布了新版《纲要》，为全球有效开展性健康艾滋病预防教育指明了方向。目前，全面性教育的理念在国际范围得到了越来越广泛的认可。

全面性教育是一个基于课程，探讨性的认知、情感、身体和社会层面的意义的教学过程。其目的是使儿童和年轻人具备一定的知识、技能、态度和价值观，从而确保其拥有健康、福祉和尊严。全面性教育培养相互尊重的社会关系和性关系，帮助儿童和年轻人学会思考他们的选择如何影响自身和他人的福祉，并终其一生懂得维护自身权益。

二、实施全面性教育对预防青少年学生感染艾滋病有什么意义？

全面性教育被认为是应对 HIV 的关键干预措施，对预防青少年学生感染艾滋病能产生积极的效果，包括：初次性交行为发生时间推迟；性交行为发生频率降低；性伴侣数量减少；风险行为减少；安全套使用增加；增加性、怀孕、艾滋病病毒及其他性传播疾病相关知识。

三、在青少年学生中实施同伴教育有什么重要意义？

同伴教育是指由通过培训的，具有相似年龄、性别、背景、经历、文化、社会地位、共同语言等一种或多种共同特征的辅导员在他们自身同属的同伴群体中分享信息、观念或行为技能，以实现教育目标的一种教育形式，其实施不受时间、地点、人数等客观条件的限制。人们往往更容易接受与自身情况相近的伙伴或朋友提供的观点和建议，其观念与行为易受同伴的影响，尤其是处于青春期的青少年学生，他们之间的交流相较于与成年人交流，没有代沟和压力，更能分享想法及观念。在青少年学生中实施同伴教育，同伴教育员可以更了解干预对象的需求，且这种朋辈影响朋辈的方式更容易接触干预对象，干预易被接受，效果好。

四、为什么要加强青少年学生艾滋病警示教育？

警示教育是一种常见的教育形式，利用反面案例示之以人，使被教育对象提高警惕，防止发生类似错误。加强青少年学生艾滋病警示教育具有以下优点：①警示教育一般是展示已有的事实案例，说服力强；②警示教育中的反面材料可以给青少年学生威慑力，使其提高警惕性；③警示教育具有超前性，可以针对相关隐患提前开展警示，及时制止可能发生的问题；④警示教育更易给被教育对象留下深刻的印象，相比平铺直叙的教育方式，更易被青年学生接受。

五、为什么在学校性健康艾滋病预防教育中要加强心理行为理论的应用？

随着研究主题和视野的进一步扩大，对艾滋病的研究早已从健康疾病的生理范畴逐步拓展到心理学、社会学等学科领域。正如《国际性教育技术指导纲要》指出的，全面性教育不仅仅是关于生殖、风险和疾病的教育，还包含社会文化因素（如社会性别、权利不平等）、社会经济因素、社会性别因素等。行为理论及其各种理论模型的出现，为分析危险行为的发生、卫生服务利用等提供了全面的视角。不仅如此，应用模型设计并指导艾滋病行为干预策略会更加科学全面，可提高干预有效率和成功率。

有研究发现，在进行性健康及艾滋病、性病预防教育时，建立在理论基础上并制订相应教育计划的行为干预效果更好。循证医学的研究结果也证明，基于行为学理论的行为干预措施相较于无理论的干预更为有效。截至目前，国内外已有不少行为理论模型应用于艾滋病领域的研究，如经典的健康信念模式（health belief model, HBM）、知信行模式（knowledge, attitudes, beliefs and practice, KABP）、社会认知理论（social cognitive theory, SCT）、合理行为理论（theory of reasoned action, TRA）、行为转变理论模式（the transtheoretical model of behavior, TTM）、艾滋病危险减少模型（the AIDS risk reduction model, ARRM）、信息－动机－行为技巧理论（information-motivation-behavioral skills model, IMB）等。

六、青少年学生在青春期的心理发展变化有些什么特点？

青少年学生在青春期进入了以性成熟为主的身心全面发展阶段，其心理发展变化的主要特点为：①求知欲及冒险精神强，对未来充满想象；②要求独立；③情绪不稳定，易冲动；④希望得到他人的认可，渴望结交朋友并参与集体活动；⑤观念与行为易受同伴影响；⑥性意识增强，关注自己的相貌、身材、对他人的吸引力等；⑦抽象思维能力增强，能将自己的行为与可能导致的后果联系起来，但容易考虑不周全。

七、国内在应用心理行为理论开展青少年学生艾滋病预防教育方面有些什么成功经验？

（1）可基于心理行为理论设计问卷等调查工具，挖掘教育中相关问题的影响因素。如运用心理行为理论设计调查内容研究大学生使用安全套的影响因素，探究不同类型艾滋病知识知晓情况对学生健康信念的影响等。

（2）应用于教育方案、教育工具的设计及效果评价。如国内研究者应用恐惧诉求理论的新平行过程模型、信息－动机－行为技巧理论模型、德尔菲法等开发警示性教育课程、风险评估工具（如微信小程序"熊探"）；设计艾滋病数字游戏（如教育软件"艾斗士·健康保卫战"）；近年来，广州市疾病预防控制中心引进并改良的"知性防艾同伴教育论坛剧场"，由主持人引导学生对剧情进行思辨，学生由观演者转变为参演者，共同改编剧中人物的错误知识点、观点和做法，受到广大师生的热捧，在2017—2020年间，学生自编剧目8个，演出104场，覆盖学生1.7万人。

（3）应用于促进安全套使用和检测行为。有学者依据《瞬变》一书中提出的"象与骑象人"积极心理学理论，就如何提高安全套使用和检测行为提出了一系列富有建设性的建议，包括在学校预防艾滋病健康教育中，不仅要将安全套使用、接受HIV检测等行为纳入健康教育内容中，更要明确具体行为目标，如"每次性行为都要全程使用安全套""有高危性行为史，包括仅发生1次未使用安全套的异性性行为或男男同性性行为者，需要做HIV检测"等，避免俗套无聊的口号式宣传。指示越清晰明确，才越有利于消除抗拒、越容易执行。另外，有研究人员发现，在IMB模型指导下对MSM学生领袖进行以生活技能为基础的同伴教育能力培训，可明显提高同伴的艾滋病知识水平、预防动机与安全套使用技巧、自主HIV检测能力、求医能力等。

第四节 教育方法

一、如何有效提高青少年学生的艾滋病知识水平？

教育、卫生行政部门及疾控机构应通力合作，将预防艾滋病教育纳入学校教育教学计划中，并对教育的课时、经费、师资进行保障；在新生入学教育中加入性教育和预防艾滋病的内容；可参照中国疾病预防控制中心印发的艾滋病防治宣传教育核心知识与艾滋病知识知晓率问卷中对青少年学生的要求，有重点地进行艾滋病知识宣传。同时，要注意对青少年学生常见的知识误区（如哪些行为会传播艾滋病病毒）进行解释，既要提高学生对危险行为的警惕，也要避免引起恐慌及对感染者的歧视。

二、如何有效提高青少年学生艾滋病感染风险意识？

健全学校疫情通报制度，在进行艾滋病宣传教育时可向青少年学生介绍本地区艾滋病疫情形势及青少年学生感染 HIV 的数据，甚至是本校的疫情数据和案例，使青少年学生对身边艾滋病疫情有真切的感受。此外，可运用警示性教育，通过一些案例提高青少年学生的艾滋病感染风险意识。

三、如何有效促进青少年学生预防艾滋病知信行合一？

艾滋病知识水平的提高及感染风险意识的增强可以有效降低青少年学生高危行为的发生率。与此同时，学校、家庭和社会要密切配合，积极推进全面性教育的开展，在加强学生性及艾滋病相关知识的基础上对青少年学生的性态度、性观念和性责任意识进行正面引导。此外，人们在行为改变方面经常会受环境和方法的影响，在促进青少年学生预防艾滋病知信行合一时，应注重营造支持性环境和氛围。

四、如何有效促进青少年学生接受咨询检测服务？

（1）学校在开展艾滋病宣传教育时，应向青少年学生宣传早检测、早发现的重要性，并提出清晰的指导话语，如"有高危行为者，哪怕仅发生过 1 次无套性行为，也需要做 HIV 检测"等，避免模糊笼统的口号式宣传。

（2）应根据实际情况提供 HIV 咨询、检测、心理支持等服务或指导。

（3）应通过多种形式向青少年学生宣传 HIV 咨询检测服务，强调服务是免费且保密的，并公布附近 HIV 自愿咨询检测点的地址及联系方式，鼓励有需要的同学及时寻求服务。

（4）还可以通过与疾控中心、有资质的社会组织合作等形式开展线上／线下校园检测活动。疾控中心还应根据工作需要调整优化 HIV 自愿咨询检测门诊布局及服务时间，为学校青少年学生提供服务。

五、如何有效促进青少年学生坚持使用安全套？

（1）将如何正确使用安全套纳入艾滋病宣传教育内容。

（2）加强安全套预防艾滋病／性病知识教育，提高青少年学生的风险意识。

（3）强调每个人是自己健康的第一责任人，鼓励青少年学生在发生性行为时使用安全套。

（4）在宣传教育时，强调发生男男性行为时虽然没有避孕需求，也要使用安全套。

（5）在校园及周边投放安全套免费／收费自助领取机或引导学校周边经营状况良好的药店、商场及便利店规范参与计生用品的售卖，对青少年学生消费群体予以科学引导。

六、在青少年学生中开展涉及性、价值观等有关敏感话题的教育时，宣讲人应该具备哪些条件？

（1）有较强的责任心与热情。

（2）乐于与青少年学生打交道，能融入年轻人中。

（3）具有良好的表达、沟通、主持能力，能自然大方地谈论性。

（4）尊重他人，能接受不同的意见。

（5）具备较丰富的性与健康、艾滋病性病、生涯规划方面知识，另外，最好掌握相关心理学、社会学、法律法规知识，了解本地区可以为青少年学生提供相关帮助的社会资源。

（6）善于运用多种参与式的教学手段，能根据干预地区及对象的实际情况灵活安排教育内容。

七、在青少年学生中开展涉及性、价值观等有关敏感和私密话题的教育前，应该与青少年学生确定一些什么原则，以确保互动活动顺畅、有序、有实效？

（1）保密。在互动活动中讨论的私人问题，只保留在本小组之内。

（2）尊重。每个人的经历及观点都应得到尊重。

（3）开放。鼓励倾听不同人的观点，接受不同意见，但不探究他人隐私。

（4）平等。组织者与参与者平等地参与活动。

（5）团结。组织者与参与者共同营造舒适、有利于活动进行的环境，并积极参与活动的每一个环节。

（6）表达。鼓励参与者用自己的语言勇敢表达自己的观点和喜好。

（7）匿名。必要时可增加匿名问答环节，提出真实的想法。

（8）放弃。允许参与者不回答 / 不参与。

（9）分享。在活动结束后，向其他同龄人传递所学到的知识。

（10）计划。在活动开始前制订必要的计划，如活动基本的环节、时长等，保障活动效果。

八、青少年学生喜欢的参与式教育活动有哪些？

参与式教育活动以学习者为中心，采用灵活多变的教学手段与方法，可以极大地调动参与者的积极性，鼓励青少年学生主动寻求和参与到学习中，基本的方法有价值澄清法、案例分析法、头脑风暴法、角色扮演法、互动游戏法等。头脑风暴法，鼓励每个人提出新观念、新想法，是一种创造能力的集体训练法；案例分析法，是针对某个特定已发生或可能发生的事件或情景，由参与者分析问题、解决问题的方法；角色扮演法，是通过演出的方法来组织开展教育活动。

九、青少年学生喜欢的艾滋病预防教育游戏有哪些？

常用的活动游戏有站队游戏、快速联想、野火游戏。

1. 站队游戏（例如：判断某些行为是否有感染艾滋病病毒的危险）

活动准备：划定 3 个区域，分别写有"危险""安全""不确定"。

步骤一：将印有各种行为（如共用水杯、蚊虫叮咬、不使用安全套等）的卡片分发给参与者。

步骤二：引导参与者做出判断，并将手上的卡片依据危险程度放到相应的区域。

步骤三：卡片放完后，主持人引导参与者进行讨论并总结。

2. 快速联想（例如：感染艾滋病的危害有哪些）

活动准备：黑板／大白纸、笔。

步骤一：主持人提问"感染艾滋病的危害有哪些"。

步骤二：学员快速联想并回答，主持人将学员的答案写出来。

步骤三：在学员发言的基础上，主持人给予解答、补充、归纳及强化。

3. 野火游戏（例如：感受艾滋病传播速度及感染者的内心感受等）

步骤一：参与者站立或围坐在一起，主持人宣布规则，告诉参与者一会被拍到肩膀的人是 HIV 感染者。

步骤二：全体人员闭上眼睛，主持人随机拍两位同学的肩膀，之后回到原来的位置。

步骤三：全体人员睁开眼睛，互相找 3～4 个人握手（握手人次数取决于参与游戏的人数，人数多则握手环节次数多）。被拍到肩膀的人与他人握手时要抠一下对方的手心，被抠到手心的人在与下一个人握手时也要抠对方的手心。没被拍到肩膀且没被抠过手心的人只需与他人普通握手。

步骤四：握手完毕，大家回到原位置。主持人解释刚刚握手时抠手心的动作模拟了不安全性行为，并带领大家讨论。讨论内容可包括不同角色的心理感受、分析感染的风险等。

步骤五：主持人给参与者每人分发一个信封，里面有写着"阴性""阳性"的检测结果，拿到"阴性"或"阳性"结果的人再分别站在两边，再次询问不同角色的内心感受。

步骤六：邀请每个参与者简单表达内心的感受，最后由主持人进行总结。

十、开展青少年学生性教育、艾滋病预防教育有哪些好的参考教材和资源平台？

参考教材：《国际性教育技术指导纲要》《成长之道》《爱之年华》《基础性教育指南》。

资源平台："你我伙伴"性教育支持平台，"飞碟说"，微信公众号"不尬青年"，微信服务号"南粤艾情驿站"。

（徐慧芳　陈韵聪　谢仕兰）

参考文献

[1] 国务院办公厅. 国务院办公厅关于印发《中国遏制与防治艾滋病"十二五"行动计划》的通知 [EB/OL]. [2023-10-10]. https://www.gov.cn/zhengce/content/2012-02/29/content_6107. htm.

[2] 中国疾病预防控制中心艾防中心，教育部全国学校预防艾滋病教育专家组. 生活技能为基础的学校预防艾滋病健康教育师资培训课程大纲（中学版）和（高校版）[EB/OL]. [2023-10-10]. https://www.chinaaids.cn/ztbk/2023sjazb/202311/t20231128_270920.htm.

[3] 中国疾病预防控制中心. 艾滋病防治宣传教育核心知识 [EB/OL]. [2023-10-10]. https://www.chinacdc.cn/jkzt/crb/zl/azb/zstd/201910/t20191024_206462.html.

[4] 中国疾病预防控制中心艾防中心，教育部全国学校预防艾滋病教育专家组. 青年学生预防艾滋病宣传教育核心信息 [EB/OL]. [2023-10-10]. https://www.chinacdc.cn/jkzt/crb/zl/azb/zstd_9671/202202/t20220211_256714.html.

[5] 中国疾病预防控制中心艾防中心，教育部全国学校预防艾滋病教育专家组. 初中学生预防艾滋病宣传教育核心信息 [EB/OL]. [2023-12-10]. https://mp.weixin.qq.com/s/3CKNhpsQXToeDN2k7XGsVA.

[6] 中国疾病预防控制中心艾防中心. 青年学生预防艾滋病导引 [EB/OL]. [2023-10-10]. https://mp.weixin.qq.com/s/_sta3uL88h15OD9K4Qygjw.

[7] 中国疾病预防控制中心艾防中心. 高校校园预防艾滋病导引 [EB/OL]. [2023-10-10]. https://mp.weixin.qq.com/s/YIhC_znPmaMk552hXy3hQw.

[8] 中国疾病预防控制中心艾防中心. 艾滋病自我检测指导手册 [EB/OL]. [2023-10-10]. https://ncaids.chinacdc.cn/zxzx/zxdteff/202011/t20201123_222904.htm.

[9] 中国疾病预防控制中心艾防中心. 谈谈"负责任和安全的性行为"[EB/OL]. [2023-10-10]. https://mp.weixin.qq.com/s/jHDULB_M5sPJHkClMvlJpg.

[10] 韩孟杰. 我国艾滋病流行形势分析和防治展望 [J]. 中国艾滋病性病，2023，29(3)：247-250.

[11] 联合国人口基金驻华代表处，联合国教科文组织驻华代表处. 国际性教育技术指导纲要 (修订版)[EB/OL]. [2023-10-10]. https://book.yunzhan365.com/mpph/ggkq/mobile/index.html.

[12] 北京大学儿童青少年卫生研究所，中国性病艾滋病防治协会. 青年学生预防艾滋病行为改变培训手册 [M]. 北京：人民卫生出版社，2023.

[13] 中国计划生育协会. 成长之道：青春健康生活技能培训指南 [M]. 北京：中国人口出版社，2012.

[14] 马迎华. 倡导 HIV 主动检测 加强青少年性健康教育 [J]. 中国学校卫生，2018，39(12)：1761-1765.

[15] 马迎华. 高校预防艾滋病教育面临的挑战与应对 [J]. 保健医学研究与实践，2015，12(2)：5-10.

[16] 徐慧芳，林鹏. 推进学校艾滋病预防教育工作 [J]. 中华流行病学杂志，2021，42(11)：1912-1917.

[17] 杜瑶瑶，徐慧芳. 我国青年学生艾滋病检测咨询服务利用及影响因素 [J]. 中国艾滋病性病，2020，26(2)：225-227.

[18] DONG Z, XU J, ZHANG H, et al. HIV incidence and risk factors in Chinese young men who have sex with men—a prospective cohort study[J]. PLoS One, 2014, 9(5)：e97527.

[19] 蔡畅，汤后林，陈方方，等. 我国 2010—2019 年新报告青年学生 HIV/AIDS 基本特征及趋势分析 [J]. 中华流行病学杂志，2020，41(9)：1455-1459.

[20] 葛琳，李东民，汤后林，等. 中国 2015—2019 年青年学生 HIV、梅毒感染状况及性行为特征趋势分析 [J]. 中华流行病学杂志，2021，42(4)：602-607.

[21] 凌倩，李培龙，汤后林，等. 青少年及青年 HIV 感染影响因素 [J]. 中华流行病学杂志，2021，42(1)：164-170.

[22] 中国青年网络. 庆 "性" 有你 |2019—2020 年全国大学生性与生殖健康调查报告（上）[EB/OL]. [2023-10-10]. https://www.sohu.com/a/393263668_347590.

[23] 中国青年网络. 庆 "性" 有你 |2019—2020 年全国大学生性与生殖健康调查报告（中）[EB/OL]. [2023-10-10]. https://www.sohu.com/a/393263945_347590.

[24] 广东省疾病预防控制中心. 广东省历年学生艾滋病疫情分析（内部资料）[Z].

[25] 丁亮蕾，林鹏，李艳，等. 广州市青年学生主动参加 HIV 检测情况及影响因素 [J]. 中国艾滋病性病，2017，23(6)：517-519，528.

[26] 刘珺，付笑冰，谢仕兰，等. 广东省 2008—2019 年 15 ～ 24 岁学生 HIV/AIDS 随访检测情况 [J]. 中国学校卫生，2021，42(5)：759-763.

[27] 蒋子妮，谢仕兰，徐慧芳，等. 广东省 10 所技工与职业院校学生首次性行为与近 1 年性行为安全套使用情况相关性分析 [J]. 华南预防医学，2023，49(10)：1263-1267.

[28] 马媛媛，杜瑶瑶，汪昊，等. 广东省大学生文爱行为及其与高危性行为关系的横断面研究 [J]. 中国艾滋病性病，2021，27(11)：1238-1241。

[29] 陈韵聪，徐慧芳，何蔚云，等. 应用行为理论促进青少年学生性健康与艾滋病预防教育的实践与思考 [J]. 中国艾滋病性病，2021，27(10)：1170-1173.

[30] 陈韵聪，姚芷潞，樊莉蕊，等. 应用论坛剧场对青年学生进行性健康及艾滋病预防教育的效果评价 [J]. 华南预防医学，2023，49(10)：1258-1262.

[31] 全国艾滋病信息资源网络. 青少年网约性行为调查 [EB/OL]. [2023-10-10]. https://www.sohu.com/a/231422675_157906.

[32] 石安霞，张志华，王君，等. 中国大陆学生男男性行为及 HIV 感染检出率的 Meta 分析 [J]. 中国学校卫生，2018，39(5)：702-705，708.

后记

历时一年多编撰成稿的《校园知性防艾同伴教育实践手册》即将付梓，在此首先感谢在本书的编撰过程中付出过心血的编者团队成员，然后也要感谢在本书的成书过程中给予过帮助的各位老师和同学。

能顺利完成本书的编撰，离不开编者们的努力付出，更离不开心中有爱、眼里有光、脚下有力量的学生志愿者们。在过去的几年里，这些心怀信念的年轻志愿者用自己的青春和热血为广东省探索出了一条有趣、有爱、有温度的校园知性防艾同伴教育之路。

在此，谨向敖艺菲、蔡宛承、陈家杰、陈廷玮、陈信言、陈艺、陈宇欢、范怡蕾、顾婊瞳、郭品濬、黄吴思敏、黄育聪、黄月茗、黄泽灏、揭宇、雷瑶、黎广志、梁霄、梁振炜、廖欣、林龙焕、林思贝、林玉芳、林璋谕、马子然、莫浚伟、欧嘉浩、彭翠婷、邱文璇、邱梓叶、施塲丽、苏嘉俊、谭海盈、王炳懿、王朝入、王慧贞、王世奥、翁文敏、项姗姗、徐澄佳、杨菲、张驰浩、张蕾蕾、张舒祺、郑妍妍、周楚锨、周晓玲等各位同学致以衷心的感谢！

校园同伴教育是"铁打的营盘流水的兵"，需要一代又一代深耕在这个领域的志愿者们的传承，更需要不断创新理念、推陈出新。期待各位读者在实践本书内容的过程中提出宝贵的意见，让我们有机会一起在未来进一步优化书中的内容，为推进广东省青少年青春健康同伴教育的蓬勃发展贡献出自己的力量。

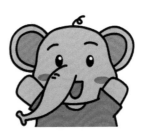